はじめに

幼い頃、昼間はシャンとしている祖母が、毎日夜になるとインスリン注射を打つ。私はそんな光景を見ながら育ちました。

祖母が打っている注射は一体なんだろうと子供心に疑問を感じた時から、私の糖尿病への興味が始まりました。

そして、そんな幼き日から約20年後、糖尿病専門医になった今、糖尿病による心筋梗塞を発症した亡き祖母に伝えたかったことが、思っていた以上に見つかりました。

実際に、大学病院やクリニックで糖尿病患者さんに直接携わって感じたことは、実は糖尿病患者様、そして糖尿病にまだなられていない方のほとんどが「なぜ糖尿病になってしまうのか？」ということを深く理解されていないということでした。

糖尿病になると足を切断してしまう、透析をしなければならなくなる、ということは、なんとなく理解はされているものの、では、**なぜ糖尿病になってしまうのか？**

そして、**ならないためにはどのような予防をすればよいのか**を、ご存知ない方が未だ多くいらっしゃるのではないかと日々実感しております。

外来に初めていらっしゃるほとんどの患者様の最初の声は、「甘いものなんて食べてないし、血糖値が高いと言われてから炭水化物も少なくしているのに、なんで？」です。

この本では、**甘い物を食べるから血糖値が上がるわけではない**という事実を、そして、**炭水化物を減らすことが治療をするうえで一番重要なことではない**、というお話をさせていただきます。

そして、**どうすれば良いのか**を具体例をあげながらご紹介していきます。

実際に私の糖尿病セオリーである「**SAKURAメソッド**」は、糖質制限がメインではありません。むしろ「しっかり食べながら血糖値をよくしましょう」です。

もちろん、甘いものを食べてはいけませんという指導もいたしません。

えっ、**ご飯もお菓子も食べていいんですか？**というオチに、みなさんとても喜ばれます。

糖尿病は、予防することも、改善することも、皆さんが思っていらっしゃるほど難しくも大変でもなく、いたってシンプルで簡単です。

今回、このセオリーをシンプルかつ、解りやすくお伝えさせていただきました。

ぜひこの本を手に取っていただき、みなさまのライフスタイルを一段と輝かせるお手伝いとなれば幸いです。

目次

第2章 甘くない現実。なったらこうなります。 61

第3章 糖尿病を防ぐ！ 治す！ 23のSAKURAメソッド 101

第１章

こんなにあります、糖尿病の誤解。

「甘いものを食べるから糖尿病になる」のではありません

健康診断で血糖値が高いと指摘されて、しょんぼりした面持ちで来院してくださる方は、

「甘い物を食べていないのに、なぜ糖尿病になるの！」

と、やや受け入れられない表情をされながらお見えになる方が圧倒的に多いです。

確かに、お菓子、ケーキといった甘い食品やジュースなどの甘味ものは、砂糖や乳製品を多く使用していることからカロリーが高くなり、結果、肥満になりやすく、さらには血糖値が上がりやすくなることは確かです。

しかし、これらを食べすぎたから糖尿病になるわけではないのです。

むしろ、甘いものは食べて良いのです。

「食べる量と食べ方」をしっかり押さえていただければ、甘いものを食べても糖尿病とは無縁の生活を送ることが可能なのです。

もう少し詳しくお話ししましょう。

みなさんは、いつジュースやお菓子やケーキを摂っていますか？

多くの方が、「やっぱり3時のおやつかしら」「夕食を済ませてから」、「リビングでテレビを見ながら、みんなで寝る前に食べますね」と答えられます。

個人差はありますが、**非糖尿病(糖尿病ではない)患者様が1回の食事を摂った際に上昇する血糖値の時間のピークは、平均約40〜50分**とされています。

そして、そこからしっかり血糖値が下がりきるまで、再び40〜50分ほどかかります。

ですから、**血糖値が上がって下がるまでの合計時間は、平均80分〜1時間半ほど**ということになります。

では、糖尿病予備群と言われている方や、糖尿病と診断された方の場合はでどうでしょうか？

糖尿病患者様の血糖値が上昇する時間のピークは、食べ始めから平均約2時間後からです。そして、そこから下がるまでの時間は再び約2時間です。なので、**血糖値が上がって下がるまでの時間は、平均約4時間**ということになるのです。

ではここで、仮にあなたが糖尿病患者様だと仮定しましょう。

たとえば、お昼の12時に食事をしたとしましょう。

すると、血糖値が上がって下がるまでに合計約4時間かかるので、血糖値がしっかり下がるのは、夕方の16時頃ということになります。

けれどもあなたは、15時におやつを食べてしまったとします。すると、「あともう少し！」で下がってくるはずの血糖値を再び上昇させてしまい、本来しっかり下がっている時間の16時には、また血糖値の山がポコッと上がってしまっているのです。

さらには、まだ血糖値が下がってきていないタイミングで、夕食を摂ってしまえば……。

もうお分かりですね。夕食前の血糖値はすでに高く（実はお腹が空いていない）、そのような状況で夕食を摂れば、夕食後の血糖値は普段よりもかなり高くなってしまうというわけなのです。

結果、このような間食生活を毎日続けていれば、糖尿病予備群を超えて糖尿病を発症し、また血糖値は悪化の一途をたどってしまうというわけなのです。

糖尿病と無縁の方は、間食していただいても問題ありませんが、糖尿病予備群の方、そして糖尿病と診断されてしまっている方は、1回の食事でお好きなものを食べられる時間は食事開始から1時間までだと思ってください。食事を食べ終えてから2時間以上経ってからの間食は、控えていただきたいのです。

間食は糖尿病の原因の一つになるのです。

それでは、どうしても間食をしたくなってしまった時はどうしたらよいのでしょうか？　飲み食いしてもよいものはあるのでしょうか？

はい、あります。

それは、**お水とお茶**です。それ以外には、すべて糖質が入っていると思ってください。

しばしば、患者様に、「間食はしていないですが、よく3時におせんべいは食べています」や、「糖質ゼロだから良いのですよね」という質問をされます。

残念ですが、おせんべいは炭水化物です。また、現在世の中に存在している糖質ゼロの商品は、食品100gまたは飲料100㎖に含まれる糖質が0・5g未満であれば「糖質ゼロ」と表示してよいという決まり（健康増進法に基づく栄養表示基準制度）があるので、**正確には「糖質ゼロ」ではない**のです。

と言うことは、残念ですが、先ほどお話しした飲み物だけ、つまり水とお茶だけが、全く糖質が入っていない食品となり、間食として摂取していただいて構わない食品になります。

しかし、「先生、どうしても甘いものが食べたくなったらどうしたら良いですか」このようなご質問を受けることもあります。その気持ち、よくわかります。

どなたでも、甘い物が食べたくなることってありますよね。誕生日や結婚式やイベントで食べなければならない時もありますよね。

そんな時は**『お昼のランチで一緒にほどほどに食べる』**を実行してください。

食後2時間以上たってではなく、食事と一緒に摂取できるデザートに関しては、ワンホールのケーキほどの高糖質でない限り、ほどほどに食べても大丈夫なのです。

私もよくお昼のランチに食べたいお菓子を食べています。カロリー消費は昼から夕方の間が一番増えるので、お昼にデザートを楽しむことは理にかなってもいるのです。

詳しいことは**SAKURAメソッド**でお話しさせていただきますね。

まとめ

「食事の食べ方と食べる量」こそが、糖尿病にならない人、または糖尿病になる人を決めている！

甘いものを食べるから糖尿病になるのではありません。

アメリカ人よりアジア人の方が多い糖尿病

みなさんは、アメリカとアジアでは、どちらが糖尿病人口が多いと思いますか？

そりゃ当然、アメリカでしょう！と思った方、残念……実は×なんです。

世界の人口は今や76億人です。それに対して、糖尿病人口は約4・2億人（2017年）とされています。そしてそのうち第1位が中国の約1億1400万人、第2位がインドで約7300万人。そしてやっとこさ、第3位にランクインされるのがアメリカなのです。約3000万人とされています。

つまり、皆さんのイメージしているビッグサイズの欧米人と比較して、痩せた人が多く肥満のイメージの低い**アジア圏の国の方々の方が、糖尿病人口が多い**のです。

私もこれを知ったとき、驚きました。

実際、世界の糖尿病人口上位10カ国の中には、アジアの国が4カ国（中国、インド、インドネシア、パキスタン）もランクインしています。

さらには、上位ランキングの中国とインドだけで、全糖尿病患者のうちの約1・8億人を占めており、このことからも世界の糖尿病人口の約1／3がすでにアジアに集中していることがわかります。そして日本はと言いますと、世界で第9位。日本の糖尿病人口は2016年時点で患者数が約1000万人、予備群が約2000万人とされています。（厚生労働省：国民健康・栄養調査の結果より）

ではなぜこんなにもアジア人に糖尿病人口が集中しているのでしょうか？

それは糖尿病の原因の一つでもある、『体質＝遺伝的体質』という言葉で説明することができます。

もともとアジア人は欧米人に比較して身体が小さい。臓器も小さいし細胞も小さい、という先祖代々の『遺伝＝体質』をもっています。ということは血糖値を下げてくれるホルモンであるインスリンを分泌する膵臓も小さく細胞も小さいのです。すると、元々きちんと働いていてくれるインスリンの量が少なかったり、血糖値が上がったな！と膵《すい》臓が認識した時にきちんと分泌するタイミングが遅くなってしまうのです。

結果、暴飲暴食を続ければ、血糖値に対してインスリンの分泌が追いつかず糖尿病になってしまうということなのです。

では、欧米人はどうかと言いますと、元々身体も大きい、臓器も大きい、細胞も大きいといった特徴を先祖代々持っており、膵臓から分泌されるインスリンの量もタイミングも適切な方が多いのです。

それで、あんなに身体が大きくても、日本人よりも大きなハンバーガーやジュースを飲み食いしても、アジア人に比較して糖尿病になりにくいのですね。

まとめ

アジア人の方が欧米人より糖尿病患者が多い。
その理由は、先祖代々の身体の特徴。

糖尿病は、男性だけの病気ではありません

糖尿病のタイプはおおまかに4つに分類されます。

①1型糖尿病：インスリンが膵臓《すい》からでていない。
②2型糖尿病：遺伝的体質と暴飲暴食、肥満などの環境因子が原因。
③その他：癌や肝硬変、膵臓癌による膵臓全摘、薬剤性、感染症、特異的な遺伝から二次的に生じた糖尿病。
④妊娠と関連した糖尿病：妊娠前から、または妊娠中に診断された。

今回この本でお伝えしたいのは、誰もが陥る可能性のある「**2型糖尿病**」です。

というのも、2型が9割以上を占めるからです。

もちろん、他のタイプだとしても、適切な食事と運動が必要なことは、大きく変わ

糖尿病の分類

I. 1 型（膵 β 細胞の破壊、通常は絶対的インスリン欠乏に至る）
  A. 自己免疫性
  B. 特発性
II. 2 型　インスリン分泌低下を主体とするものと、インスリン抵抗性が主体で、それにインスリンの相対的不足を伴うものなどがある
III. その他の特定の機序、疾患によるもの
  A. 遺伝因子として遺伝子異常が同定されたもの
    (1) 膵 β 細胞機能にかかわる遺伝子異常
    (2) インスリン作用の伝達機構にかかわる遺伝子異常
  B. 他の疾患、条件に伴うもの
    (1) 膵外分泌疾患
    (2) 内分泌疾患
    (3) 肝疾患
    (4) 薬剤や化学物質によるもの
    (5) 感染症
    (6) 免疫機序によるまれな病態
    (7) その他の遺伝的症候群で糖尿病を伴うことの多いもの
IV. 妊娠糖尿病

出典

日本糖尿病学会 糖尿病診断基準に関する調査検討委員会：糖尿病の分類と診断基準に関する委員会報告（国際標準化対応版）. 糖尿病 55:490,2012 より引用

ることはありません。ですが、後述のSAKURAメソッドでお話しさせていただく方法で数カ月単位で簡単に治すことができるタイプは、2型糖尿病だけだからです。

さて、糖尿病と聞くと、夜な夜な接待漬けで、お酒や贅沢な食事をたっぷり摂ってタヌキ腹になってしまっている男性や、「はあはあ」と身体が重そうに階段を登っては汗をぬぐっている中高年男性がなる病気、とイメージされる方が多いのではないでしょうか?

たしかに、今現在日本の糖尿病の方の男女差は、男性18・1%、女性10・5%と、男性がやや多い傾向にあります。(2017年厚生労働省:国民健康・栄養調査より)。

では、その理由は?

女性よりも男性の方に糖尿病が多いのは、**肥満率**が大きな理由とされています。

実際、厚生労働省の国民健康・栄養調査では、20歳以上の肥満の方は、男性で31・3%、女性で20・6%と、男性の方がやや肥満率が高いのです。

しかし、近年では女性の肥満率も増加傾向にあります。

日本における肥満率を年齢別にみますと、50歳代の方が男女共にワーストワンで、第二位が40歳代です。しかし、60歳代からは余暇が増加し、運動量が増えるため、肥満率は男女共に低下していきます。

一方、男女別でみますと、男性は50歳代で肥満のピークがみられ、その後60歳代に入り、肥満率は低下していきますが、女性の場合は40歳代から肥満率が上がり始め、その後、肥満の一途をたどる方が多い傾向にあります。

それゆえに、60歳代からは男性と女性が逆転し、女性の方が肥満率が高くなるのです。（2016年厚生労働省：国民健康・栄養調査より）

では、そもそも、なぜ人は「肥満」になるのでしょうか？

私たちが日々の生活の中で、消費されるカロリーよりも摂取するカロリーが多くなってしまうと、または、消費カロリーが少ないと、行き場を失った余分なカロリーは、脂肪細胞に置き換えられます。

脂肪には、大きく「皮下脂肪」と「内蔵脂肪」の2種類があります。

内蔵脂肪も皮下脂肪もすべて、この脂肪細胞からできています。脂肪細胞からはアディポネクチンというホルモンが分泌されていて、このホルモンには元々炎症を鎮静化させてくれる働きと、血糖値を下げてくれる働き（インスリン感受性増強作用）があります。ですが、肥満や糖尿病になると、このアディポネクチンの分泌が少なくなり、結果的に血糖値が上昇してしまうのです。（これを医学的にインスリン抵抗性と呼びます）

他にも、脂肪細胞からは、レプチンという物質も分泌されています。このレプチンもまた、正常時は食欲を抑制してくれる働きがあるのですが、肥満や糖尿病になると、アディポネクチンとは反対に量が増えて、食欲を抑えることができなくなってしまうという現象を生じさせます。

つまり、**肥満や糖尿病になると、インスリンが働きにくくなって、血糖値は上がりやすくなり、さらには、食欲が増進されやすくなってしまう**という現象が起きるのです。

50歳代から増加してくる男性の肥満の原因は、運動不足（２０１５年国民健康・栄養調査より）が主とされています。なんとなくうなずいていただけるかと思います。

では、女性は？

女性は男性よりも約10歳早い40歳代から肥満率が上昇し始めます。

近年、原因として女性ホルモンが関係していることがわかってきました。（2015年国民健康・栄養調査より）

みなさんが女性ホルモンと聞いてイメージされるのは、「更年期障害」ではないでしょうか？

我々女性陣が40歳代に入ると、**エストロゲン**という女性ホルモンの分泌が低下していきます。月経が減少し、イライラしたり、顔がほてって足が冷たくなったり、めまいがしたりといった更年期障害特有の症状をきたすこともあります。

元々、このエストロゲンはコレステロールを原料につくられるホルモンで、男性にも存在します。**ほぼ全身の臓器に作用し、各臓器の老化を食い止め、寿命を延ばすとまで言われているほどの貴重なホルモンです。**

特に女性においては、乳腺や子宮や卵巣に作用すれば、定期的な月経を起こし、妊娠時には女性の体を守ってくれる大切なホルモンです。美容面では、皮膚のコラーゲン量を増加させ、しわをつくりにくくしてくれるホルモンでもあります。

しかし、年齢と共にエストロゲンが少なくなっていくと、先にお話しした更年期障害のほかに、動脈硬化や骨粗鬆症、高脂血症といったあらゆる老化症状をもたらしてしまうのです。

そして、**女性が50歳を超えると、エストロゲンは男性よりも少なくなってしまうというデータもあります**（Khosla S,et al.J Cin Endocrinol Metab,1998）。いつまでも女性らしくいたいと願う女性は多いと思います。しかし、これが現実なのです。

では、このエストロゲンと糖尿病にはどんな関係があるのでしょうか？

実は、**エストロゲンには元々、食欲を抑制し、体脂肪量を低下させ、エネルギー消費を上昇させ、結果的に体重の増加を防いでくれる働きがある**とされます。（An J Physiol Endocrinol Metab 294:E817-E826）

「若い時は、そんなに食べ過ぎるということはなかったのに、閉経してから急に食欲が増してきたわ」という方、いらっしゃらないでしょうか？

このように、年齢と共にエストロゲンが低下してくると、食欲が自然に増してしまという生理現象が生じることがあるのです。これはしばしば本人の意思とは反しています。ただ、結果として、今まで食べなかったおせんべいやお菓子をちょこちょこつまみだし、プクプク太りだし、しまいには糖尿病を発症させることが容易にあるのも事実なのです。

また、**エストロゲンには、皮下脂肪を増加させ、内臓脂肪を低下させる働きもある**とされます（Int.3.Obes（Lond）;32,6,949-958,2008）。

エストロゲンが低下すると内臓脂肪が増加し始め、そこに暴飲暴食や運動不足も加われば、一気にインスリンの働きが弱くなり、糖尿病になりやすくなるのです。

特に、高脂質な食事やお酒の量によっては、肥満に拍車をかけてしまう可能性が高いのです。

40歳といえば、子育てやお仕事がある程度落ち着き、今までできなかった女子会も再び増えてくるでしょう。子どものために、自分のためにと、働き盛りの時でもあるかもしれません。

そんな時に、糖尿病を発症しやすい落とし穴があるのです。

実際、今から5年前の私の外来では、どちらかと言いますと妊娠をきっかけに肥満まっしぐらになってしまった専業主婦の方に糖尿病患者さんが多い傾向がありました。

しかし、最近は、男性並みにお酒をたしなむ女性方が増えてきているようにも感じます。

お仕事と女性ホルモンのバランスをとること、これも女性が格好良く生き抜くために大切なことかと思います。

元気に、一緒に、時代を駆け抜けましょう。

まとめ

糖尿病はもはや男性だけの病気ではありません。

女性だからといって油断は禁物です。

子どもだって糖尿病になります。いえ、もうなっています。

糖尿病にはいろいろなタイプがあることを述べさせていただきました。日本の小児慢性特定疾患治療研究によると、現在、小児の糖尿病人口は約６２００人とされています。

そのうち2型糖尿病が約80％を占め、１型糖尿病患者が20％弱、その他の糖尿病が約２％弱です。

そして、子どもの２型糖尿病患者さんの約80％が、肥満度（実測体重－標準体重を標準体重で割った値×１００）が20％以上の肥満小児であるとされます。年齢別でみると、６歳～17歳では、軽度肥満（肥満度20％以上）が70・２％、高度肥満（肥満度50％以上）が30・９％と高頻度でした。発症年齢は小学生より中学生が多い傾向にあるとされています（Urakami T,Morimoto S,Nitadori Y et al）。

子どもの糖尿病は、１９９２年から学校検診に導入された尿糖のスクリーニング検査で発見されるのが一般的ですが、清涼飲料水や栄養価の高い牛乳などの多飲をきっかけに、高血糖で意識障害を起こして発症することもあります。

２型糖尿病の子どもは糖尿病の家族歴が多く、非糖尿病対照児に比較して出生体重が低体重または高体重である割合が高いとされています（Sugihara S,Sasaki N,Amemiya S et al)。

私自身、息子を低出生体重児（２５００g）で出産してしまいました。初産であるし、きっと妊娠予定日を超えて産まれてきてくるのだろうな、なんて安易に思っていたら、まさかの予定日より2週間も早く産まれてしまったのです。

正常出生体重児とは２５００g~４０００gの子どもを言いますが、**低出生体重児で生まれた子どもは将来的に生活習慣病、特に2型糖尿病に罹患する確率が高い**とされています。正常出生体重児に対して、将来の糖尿病発症リスクは1・27倍高いことが米国立衛生研究所の報告からわかっているのです。

原因はまだ明らかには解明されていませんが、一部ではインスリンの働きがうまくいかないこと、性ホルモンの影響などがささやかれています。

私も以前、小児科病棟で研修をした際に、糖尿病の男の子を担当したことがありました。当時彼は小学2年生でした。肥満度20％以上と小学2年生とは思えない体格だったことを今でも覚えています。

彼の大好物は唐揚げ。お母さんのつくる唐揚げが日本一だと笑顔で話してくれていました。そして、退院日、迎えにいらしたご両親がこれまた体格の良い方々。ご両親も糖尿病でした。

また、14歳の女の子。目が突然かすんできたため眼科を受診。その際に、「白内障」が見つかり、その後の採血結果で糖尿病が判明しました。まだたったの14歳。血糖値が高すぎて白内障を合併していたのです。この子もまだ中学生なのに体格はやはり肥満度20％以上を超えており、お菓子が大好きで、家ではだらだらとスナック菓子を食べていたとのことでした。

成長期であれば横に太って、上に伸びるということもあるかと思います。しかし、現実、このような成長過程で糖尿病が引き起こされているのも事実なのです。
小児科で出会った、子どもたちのなんとも残念なエピソードです。

みなさんのお子さんは大丈夫でしょうか？
まずは、**学校での検尿結果を見直して**みてください。
尿糖が陽性であれば、血糖値は正常値を超えています。
まずは、そこからです。

まとめ

子どもの糖尿病は増えています。
まずは学校の尿検査をチェック！

糖尿病は遺伝なの？

遺伝には、３つの種類があります。
・単一遺伝子異常（1個の遺伝子の異常によるもの）
・多因子遺伝子異常（遺伝因子と環境因子の双方が複雑に影響しあって発症し、遺伝要因には多数の遺伝子が関係している）
・染色体異常（染色体の構造異常またはそれに伴う障害）です。

糖尿病の種類によっては、これらの遺伝子異常によって発症するものもありますし、ウィルス性肝炎やアルコールによる慢性膵炎など原則的に糖尿病とは関係しない糖尿病も存在します。

今回みなさまにお話ししている**2型糖尿病は、多因子遺伝子異常の分類**にあたります。

糖尿病の遺伝分類

※赤文字が遺伝が関係するもの

I. 1型糖尿病

II. 2型糖尿病

III. 特定の機序、疾患による糖尿病
- A. 原因遺伝子が分かっているもの
  - (1) **膵臓のβ細胞のはたらきに関係する遺伝子の変異**
  - (2) **インスリン作用にかかわる遺伝子の変異**
- B. 他の病気などの影響によるもの
  - (1) 膵臓の病気
  - (2) ホルモンの病気
  - (3) 肝臓の病気
  - (4) 薬や化学物質によるもの
  - (5) 感染症
  - (6) 免疫によるまれなもの
  - (7) **染色体の病気など**

IV. 妊娠糖尿病

その中で、遺伝要因の関係性は約30～70％と言われ、約90種類の遺伝子が遺伝子解析で発症に影響していると報告されています。
ただし、それらの遺伝子が糖尿病発症に確実に影響しているとは言い切れないのです。

実際には、遺伝素因に関係なく、食生活や運動習慣を持つなどの**生活習慣の見直しで糖尿病の発症が低下したという報告があり、環境因子が深くかかわっている**ということがわかっています（Hivert MF et al.:Diabetes.2016;65:520-526）。
つまり、生まれながらの遺伝素因は変えられないが、環境因子を改善させることで2型糖尿病の発症を抑えることができるということが、科学的にわかっているのです。

まとめ

遺伝要素は変えられませんが、
現状を変えることで、2型糖尿病の発症を抑えることはできます。

やっぱり食生活が原因ですか？

糖尿病予備群の方や糖尿病患者様に必ずお話ししていること、それは、

- まずは間食をやめましょう。
- 1日の適切なカロリーを知りましょう。
- 主食（ご飯・パン・麺類）量を一定にしましょう。
- 一汁三菜のワンプレートで、ゆっくりよく噛んで味わって食べましょう。
- サラダから食べましょう。

食事の指導を潔くまとめると、たったこれだけです。

「糖尿病のお薬を他のクリニックからもらって飲んでいるけど、血糖値が下がらなくて病院を代えました」というお話が、患者様からしばしばです。

そんなとき、まずお話しすることは、『灯台下《もと》暗し』ということです。「お薬はあくまでもお助け船」なのです。

もちろん、その方々の病態やインスリンの分泌量にも治療方法が左右はされますが、寝酒も含めて間食やアルコールを摂取されている方は、まず間食をやめ、アルコールの摂取量を減らしてみましょう。1カ月後には血糖値が正常にもどっていることも多いのです。

なので、私は最初からなるべく投薬はしません。血糖値が高すぎて命に影響があるレベルにない限り、いきなりの投薬はいたしません。

まずは、しっかりご自身と向き合っていただくことが、シンプルですが、大切だからです。

私の外来診療では、こんな風に進めます。

①本人がなぜ糖尿病になってしまったのかの原因調査をします。

②原因が暴飲暴食による肥満が原因であるのであれば、正しい食べ方をお伝えします。

・間食をされている方であれば間食（特に寝酒）をやめていただきます。

・食事量が多い方であれば、その方が摂るべき1日のカロリーをお伝えします。（これは一人ずつ異なります）

・さらには神経質にならない程度に一汁三菜に基づいた、主食量（御飯・パン・麺類）の一定化と、副々菜（お菓子、酒やジュースを含めた飲み物、果物）の量をお伝えします。

③原因が運動不足による肥満が原因であるのであれば、正しいカロリー消費の増やし方をお伝えします。（詳細は**SAKURAメソッド**で）

まとめ

やるべきことは、たったの5つ

・まずは間食をやめましょう。

・1日の適切なカロリーを知りましょう。

・主食（ご飯・パン・麺類）量を一定にしましょう。

・一汁三菜のワンプレートで、ゆっくりよく噛んで味わって食べましょう。

・サラダから食べましょう。

運動不足は糖尿病を呼ぶの？

糖尿病になったら、運動をしなきゃ！　というイメージ、ありませんか？
確かに、運動不足による肥満と糖尿病には密接な繋がりがあります。

私達の身体は、約37兆個もの細胞で出来ているとされます。皮膚も爪も髪の毛も顕微鏡で観察すると、びっしりと細胞が並んで見えます。

この私たちの細胞達が元気良く活性化されるためには、栄養が必要です。そのために、私たちは日々の生活の中で食事を摂取します。

食べた物は胃で消化され、小腸で吸収され、そこからさらに、毛細血管という細い血管に入り、私たちの身体のあらゆる細胞に栄養が分配されていきます。食べないと生きていけないというのは、私たちのそれぞれの臓器の細胞を活かしてあげるためなのです。

太るということは、摂取カロリーと消費カロリーが一致していない（摂取≠消費）ということです。

摂取した糖分もまた、胃で消化され、小腸で吸収され、さらに毛細血管に入って肝臓へ運ばれていきます。そして、肝臓に取り込まれなかった余った糖たちは、今度は筋肉と脂肪細胞へ運ばれていきます。この時に、筋肉を動かさなければ筋肉には糖は取り込まれず、脂肪細胞に取り込まれていくことになります。

この糖たちが肝臓や筋肉や脂肪へ取り込まれる際に必要なのが、インスリン（血糖値を下げるホルモン）です。これらの臓器にインスリンが働き、糖が全身の細胞に分配されることによって、身体の血糖値は下がるようにできているのです。

しかし、それでも、過剰に糖を摂取しすぎると（つまり、食べ過ぎると）各臓器の脂肪細胞は肥大化し、さらには、脂肪肝（肝臓には脂肪がくっつき）や脂肪筋（筋肉は霜降り肉状態）になっていきます。

脂肪細胞が肥大化すれば、身体はぷくぷくし、いわゆる「肥満症」となり、脂肪肝や脂肪筋状態が続けば、糖を取り込みにくくなり、取り込まれなかった糖たちの行き場がなくなり、血管の中には、糖たちがびっしり。インスリンも追いつけない状況になり、結果として、糖尿病を発症するのです。

この状況を打破するためには、**ついてしまった脂肪を小さくし、燃やすことが大切**ですし、できるだけ食事を摂った後に運動をして、筋肉を動かして筋肉に糖を取り込ませることが大切なのです。

外来診療で、患者様に運動をしましょう、とお伝えすると、「そっか〜。やっぱりジムに行かないといけないのね」と、やる気スイッチが途端にOFFモードに切り替わってしまう方がいらっしゃいます。

いえいえ、いきなりジムへ通ってください！というわけではないのです。

では、どうしたらよいの？

まずは、身近な家事や通勤等で、身体を少し動かす習慣を作っていただければ一歩前進です。

・食後に家事（洗濯・掃除・皿洗いなど）をする。
・食後に犬の散歩をする
・食後にお風呂に入る
・食後にストレッチをする
・食後に散歩をする

ポイントは『食後』です。

つまり、**食事をしたら、「すぐ横にならずに動く」**ことです。

食事前に運動をして、ガッツリ食べて、テレビを見ながら横になってしまっている方、残念です。全く脂肪燃焼や血糖値の降下にはつながりません。

まずは生活習慣を勇気をもって変えることが大切なのです。

では、普段の生活の中で、どれくらい、どのように、脂肪を燃やしていけばよいのか？

詳しくは　SAKURAメソッドでお話しいたします。

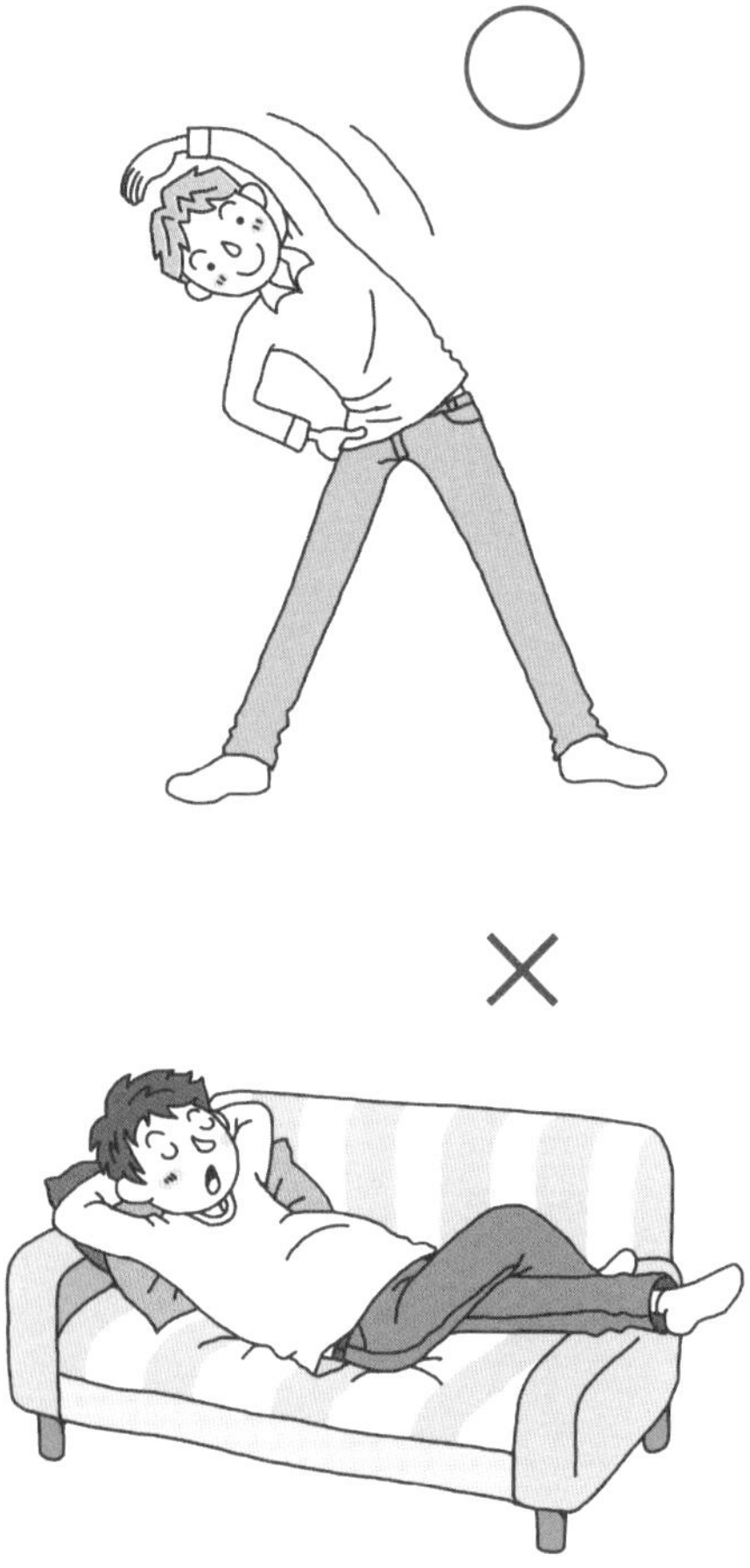

まとめ

運動は、食後にやらねば効果なし。

ヘモグロビンと血糖との、知られていない深い関係

みなさんは、**「ヘモグロビン＝Hb」**という言葉をご存知でしょうか？
「貧血」などを語るときに用いられる指標で、健康診断でも必ず表示される項目の一つなので、お聞きになったことがあるかと思います。

このHbは、赤血球の中に存在するタンパク質のことで、血液の色を赤く染め、酸素を全身に運ぶ仕事をしてくれている大切なタンパク質です。そして、今回の本を手に取っていただいた皆様にぜひ覚えていただきたいのが、**「HbA1c」**という言葉です。**読み方は「ヘモグロビン・エイワンシー」**で、糖尿病の診断に必ず使われるものです。

よく見てください。HbA1cという言葉の中にHb＝ヘモグロビンというワードが入っ

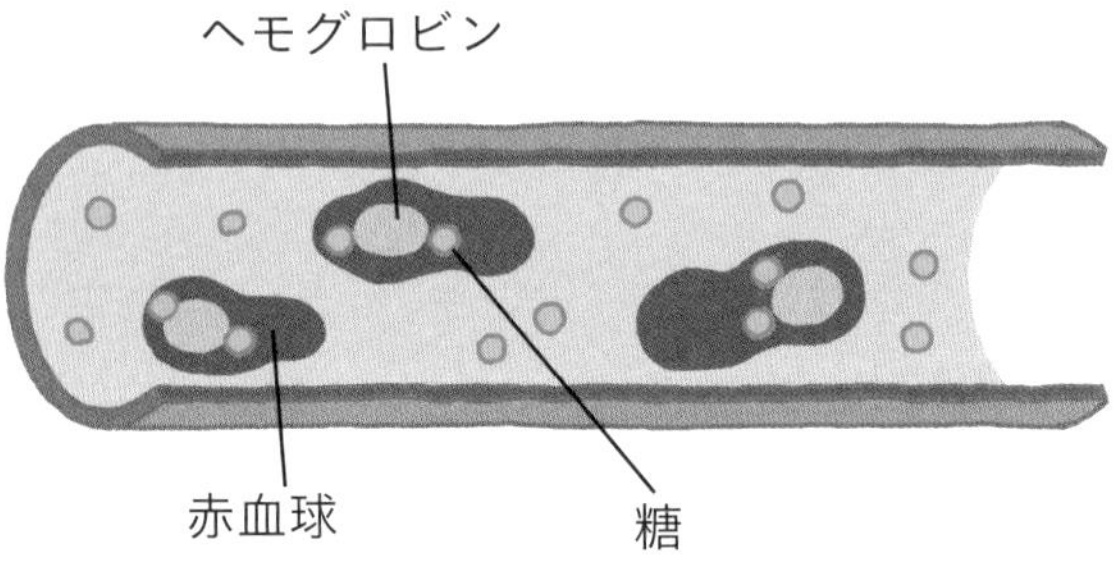

ているのにお気づきでしょうか。
実は、血管の中を巡っている糖（グルコース）は、このヘモグロビンと結合して全身を巡っているのです。これを糖化ヘモグロビンと言います。

つまり、『HbA1c』とは、この糖化ヘモグロビンがどのくらいの割合で存在しているかを表したもので、単位は％（パーセント）であらわします。正常値は6・5％以下です。

HbA1c（％）＝糖が結合したHb量（糖化ヘモグロビン量）／すべてのHb量（ヘモグロビン＋糖化ヘモグロビン）

そして、赤血球の寿命は約120日で、一度糖化したヘモグロビンも、この期間ずっと赤血球の寿命がつきるまでは身体の中を巡っています。なので、最低でも1～2カ月経たないとHbA1cの値が下がったかどうかを確認することが難しいのです。

1月に受けた健康診断でHbA1c 8・5％で血糖値が300㎎／㎗だった方は、また1月中に同じ血液検査をしてもHbA1cに変化がないのはこういう理由です。検査をするなら、必ず、月をまたいで、最低でも1カ月空けてからHbA1cが下がったかどうかの確認をしなければ、正しい結果はわからないのです。

HbA1cは、みなさんの過去約1～2カ月前の平均的な血糖値を反映する値なのです。

もうお分かりですね。**採血の当日に食事を抜いて、よーし、良い結果だすぞ～、と意気込んで採血をしたとしても、結果はバレバレ**なのです。

このように、ヘモグロビンと糖とは密接な関係があります。

現在、全世界共通で、**HbA1c＝6・5％以上、かつ、空腹時血糖（朝食を摂る前に測定する血糖値で、夕食後から10～14時間後の値）が126㎎／㎗以上、または、**

糖尿病の診断基準

空腹時血糖（正常：70～110㎎/dℓ）：126㎎/dℓ以上

または

食後血糖（正常：70～140㎎/dℓ）： 200㎎/dℓ以上

かつ

HbA1c（NGSP）（正常：6.5%未満）：6.5%以上

※ NGSP = National Glycohemoglobin Standardization Program（国際標準値）

それ以外の血糖値（随時血糖と言います）が200㎎／dℓ以上で糖尿病と診断されます。決してHbA1cだけでは診断はできず、また、逆に血糖値が高いからといって糖尿病とも断定ができず、あくまでもHbA1cと血糖値を総合して糖尿病と診断をつけているのです。

時々、血糖値のみしか調べない簡易な健康診断がありますが、HbA1cと血糖値のどちらも採取しないと意味がないと言ってもよいでしょう。

痩せても治らない人がいるのが、糖尿病

体質的＝遺伝的にインスリンの分泌量が少ない方は、この傾向にあります。インスリンが血糖値を下げてくれる唯一無二のホルモンであることは、お話しさせていただきましたね。

私たちの体は、約37兆個の細胞からできています。口から食べる物はすべて、細胞たちの大切な栄養源になり、私たちの身体を動かしてくれています。

三大栄養素（タンパク質・脂質・糖質）の一つである糖（質）は、赤血球の中のヘモグロビン（全身の細胞に酸素を送る働きをしている）というタンパク質にくっついて身体の中を巡ります。このヘモグロビンと結合した糖のことを糖化ヘモグロビンと呼びます。糖は、入りたい細胞を見つけると、ヘモグロビンから離れて様々な細胞に入り込んでいくのです。

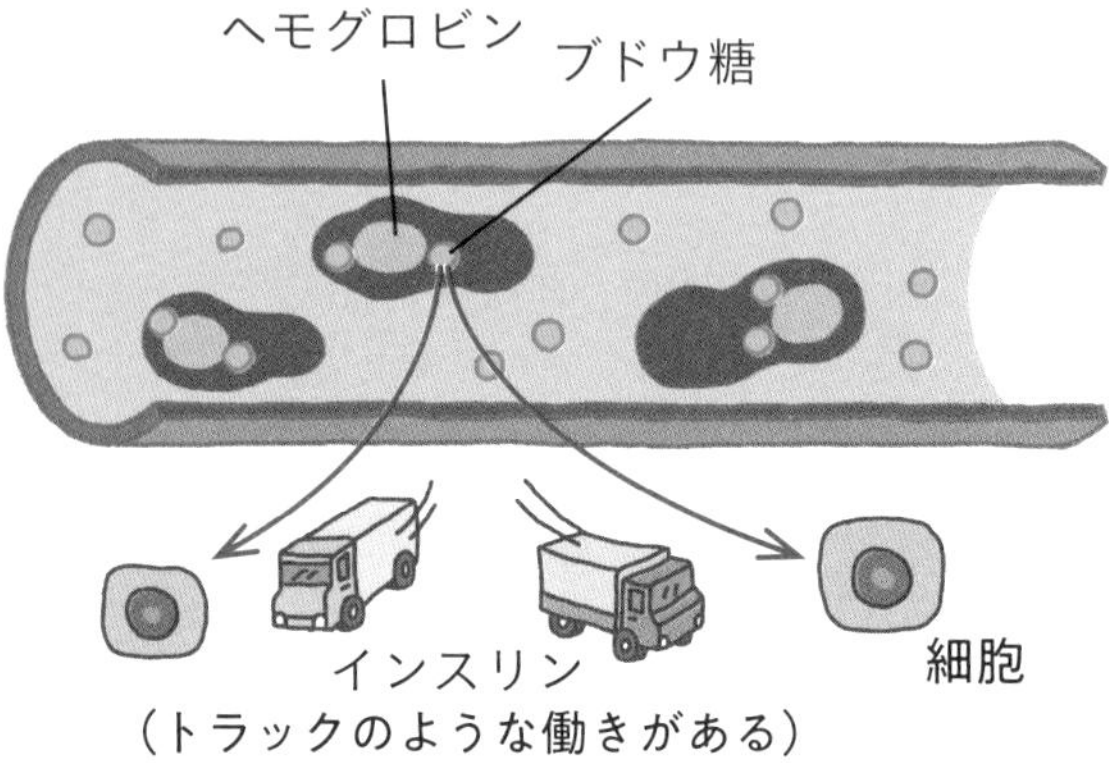

インスリンには、この糖化ヘモグロビンから糖のみを切り離し、様々な臓器の細胞に栄養の一つである糖を分配してくれる**「トラック」のような働き**があります。この働きのおかげで、つまり血管の中の糖を全身の細胞に分配してあげることによって、血糖値が下げられているのです。

体質的にインスリンが少ない方は、シンプルに言えば、この細胞に分配されるインスリン量が少なく、結果的に血管の中に存在する糖の量が多くなりやすいということです。

ですから、元々家系的にインスリン分泌量が少ない方は、肥満の方と同様の食事を摂取すると、太りにくいけれども糖尿病にはなりやすいということなのです。

また、**インスリンは別名『太らせるホルモン』**とも言えます。

全身の細胞に糖が分配されるということは、全身の細胞に栄養が行きわたりやすいということでもあり、栄養が過十分に行きわたれば細胞は肥大化しやすく、外見的にもぷくぷくしてくるのです。それゆえに、インスリンの量がもともと遺伝的＝体質的に多い方は、『太りやすい体質』と言えるのです。

逆に、元々インスリンの分泌量が少ない方だと、GI値（糖の吸収スピード）の高い食べ物をちょっと食べるだけでも、摂取カロリーをちょっと増やしただけでも、血糖値を下げるために適したインスリンの量が不足してしまい、糖尿病を発症させてしまうことがあるのです。

これが痩せ型の方でも糖尿病になってしまう理由です。

でも、心配は無用です。後半に出てくる『SAKURAメソッド』を実行していただければ、痩せ型の予備群の方でも、糖尿病にならずにすむことは不可能ではありませんから。

まとめ

痩せていても糖尿病になる危険性があります。

赤ちゃんができないのは糖尿病のせいかも？

残念ながら、**糖尿病は不妊や流産や早産の原因にもなりえます。**

はっきりとした原因は不明です。けれども、インスリンが卵子の発育に必要なホルモンでもあることは分かっています。肥満によってインスリンの働きが低下することで、卵巣の膜が厚くなり、**多嚢胞性卵巣症候群**《たのうほうせいらんそうしょうこうぐん》という不妊症の原因となる病気をつくりだしてしまうことがあります。

多嚢胞性卵巣症候群（PCOS：Poly Cystic Ovarian Syndrome）とは、若い女性の排卵障害に多く見られる疾患で、卵胞が発育するのに時間がかかり、なかなか排卵がされない症状です。原因は卵巣内の男性ホルモンが多いことが原因とされ、その一つが「高インスリン血症」だと言われています。

肥満になれば、インスリンがうまく作用しない状況になり、血糖値を下げようと頑張る膵臓からは沢山のインスリンが分泌されます＝高インスリン血症。実は、このようにインスリン量が多くなると、男性ホルモンが増加すると言われているのです。

すると、卵巣内に排卵したくてもできない卵がたくさんできてしまい、卵巣の超音波検査では、この卵達がポコポコ連なってたくさん見えるのです。

もうお分かりですね。

妊娠前から適切な体重管理と食生活をしておくことが、安心できるマタニティライフを送ることにつながるのです。

また、前述したHbA1cの値が上昇すればするほど、流産や奇形発生率は増加していきます。**HbA1cが8％以上では奇形発生率は16％**ともされています。

現在、**妊娠可能なHbA1cは7・0％未満とされています。**

私は、何度も流産を繰り返す患者様達に出会ってきました。元々肥満によって糖尿病になってしまった患者様がほとんどでしたが、HbA1cを7・0％未満にする前に毎回妊娠をされ、流産され、結局涙を流すという経験を繰り返されている方もおられました。残念なことです。

流産はママの体にも負担がかかります。お仕事を休んで手術（掻把術）を受ける必要もでてきます。精神的にも肉体的にも傷つきます。

であれば、ママになる前に、まずは、ご自身の血糖値とご自身が糖尿病になる素因をお持ちかどうかを知っておくことが大切ではないかと考えます。

私自身は、HbA1cが5・1％でも妊娠糖尿病になってしまいました。健康診断では正常だから大丈夫～、なんていい気になっていましたが、やはり、インスリンが少ないという遺伝体質には打ち勝つことができませんでした。

これから妊娠を考えていらっしゃって、健康診断でやや血糖値が高いと指摘されたことがある方、また、私と同じで、家系的にインスリンの量が少ない方は、まずはクリニックに足を運んでみてください。

妊娠前に糖負荷試験（甘いジュースを飲んでから血糖値を測定して、食後高血糖を確認する試験）を受けることが、安心できる妊娠ライフに繋がります。それこそが、ハッピーマタニティライフを送るための第一歩となるのです。

まとめ

不妊に悩んでいるなら、糖尿病を疑いましょう。
妊娠したいなら、まずは糖尿病を治しましょう。

寿命を支配しているのは糖尿病だった？

意外に思われるかもしれませんが、糖尿病は健康寿命（医療や介護に依存しないで自分の心身で生命維持し、自立した生活ができる生存期のこと）までをも短くします。

日本人の平均寿命は女性が87・26歳、男性が81・09歳であることが、厚生労働省（２０１７年）の調べでわかっています。

世界でみると、日本の平均寿命は、男性で世界第３位、女性は第２位。

これに対して、２００１年〜２０１０年の10年間で日本人の糖尿病患者さんの平均寿命は女性が75・１歳、男性は71・４歳で、糖尿病をもたない患者さんに比較して女性では12・16歳、男性では９・69歳短いことがわかります。

そして、糖尿病でない方の死因の第１位は癌で27・９％、第２位は心疾患15・３％、第３位は脳血管疾患８・２％です。（シニアガイドより）

対して、糖尿病患者さんの死因の第1位は癌、第2位は感染症、第3位は血管障害

（虚血性心疾患・脳血管障害・腎不全）です。

糖尿病でない方と糖尿病の方のどちらも、死因の第1位は癌ですが、現段階では、血糖コントロールと癌に関連性があると言い切れる研究結果はまだありません。けれども、糖尿病の方の方が38・3％と糖尿病のない方と比較するとやや高い確率で癌になっていることがわかります。

中でも**最も多かった死因は肺癌で、次いで肝臓癌、膵臓癌**であり、原因は明らかではありませんが、糖尿病患者様の中では喫煙者が多いことも関連として指摘されています。

また、糖尿病患者様の死因の第2位は感染症ですが、多くは肺炎です。

糖尿病患者様の感染症の罹患率（17・0％）は、糖尿病のない方（7・2％）に比較すると高い確率で感染症に罹患しやすいことがわかります。

身体の血糖値が高いと、細菌はそれを栄養として近寄ってきます。甘い蜜に誘われた蜂や昆虫と同様に、身体の中でも甘い場所には細菌が寄りつくのです。しかも、なかなか治りにくいのが特徴です。

それゆえに、糖尿病の方は肺炎で命を落とされる方が多いのです。２０１９年から流行の**新型コロナウイルスで肺炎で命を落とされた方の基礎疾患でも糖尿病は注目されました。**

そして、糖尿病患者様の死因の第３位は血管障害（虚血性心疾患、脳血管障害、慢性腎不全）とされます。内訳は、６・６％、４・８％、３・５％と、虚血性心疾患の方の死因が多い傾向にあります。

ただし、私が一番ミゼラブル（不幸）だと思ったのが、慢性腎不全です。

「透析」という言葉をお聞きになったことがあるかと思います。

腎臓は体の毒素を外に濾過して出してくれるデリケートな臓器です。この臓器がダメージを受ければ、毒素の排出ができなくなり、機械をつけなければ毒素を含んだ尿を外に排出できなくなり、身体に毒素が溜まり、生きていけなくなるのです。そして、透析という状態にまできてしまうと、好きな食べ物も食べられなくなり、残された人生もわずかになってしまうのが現実です。

みなさんには、残された家族のためにもぜひとも透析は避けていただきたいのです。

好きな食べ物を食べながら、笑って人生を送って頂きたいのです。

最近では嬉しいことに、糖尿病患者様の寿命が延びてきています。10年単位でおこなわれている日本人糖尿病患者様の死亡時年齢に関する大規模調査（日本糖尿病学会調べ）では、2001年～2010年より前の10年間に比較して男性で3・4歳、女性で3・5歳寿命が延びており、さらに30年前の調査に比較すると男性で8・3歳、女性で10・2歳延びたことが明らかになっているのです。

これだけ、糖尿病人口が増加しているにも関わらず、しっかり血糖値と向き合えば、きちんと寿命を延ばすことはできるということなのです。

健康診断で糖尿病予備群であると告げられた今こそ、しっかり一緒に取り組めていけたらと思います。

まとめ

寿命に、糖尿病が深く関与している事実を認識しましょう。

第２章

甘くない現実。なったらこうなります。

60歳以上の3人に1人は糖尿病という現実

今、糖尿病患者数は増加傾向にあり、**60歳以上では3人に1人が糖尿病という時代に突入しています。**

毎年秋におこなわれている厚生労働省の国民健康・栄養調査では、2016年に40歳以上で20人に1人、50歳以上で5人に1人、60歳以上では3人に1人が糖尿病です。

糖尿病予備群はどうでしょうか？

40歳以上の方では10人に1人、50歳代では5人に1人、60歳以上では糖尿病患者同様に3人に1人です。

でも、なぜ、60歳以上の方に糖尿病患者と予備群の方がこんなに多いのでしょうか？

高齢者が糖尿病になる要因は、大きく5つです。

①加齢によるインスリン分泌量の低下
②骨格筋肉量の低下（サルコペニア）
③食事の量と質の変化
④加齢に伴う身体活動の低下
⑤内臓脂肪の増加

（井藤英喜：加齢と糖尿病、その対策．綜合臨床、52: 335-34, 2003. より）

一つずつ説明していきましょう。

①加齢によるインスリン分泌量の低下

歳をとるとインスリンの分泌量やタイミングが低下し、同時に血糖値が上昇します。加齢に伴う生理現象なので仕方ないのですが、それに拍車をかけてしまう要因があります。それは、60歳になるまでの食生活です。

実は、40歳を過ぎてから糖尿病の患者数が増加し始めます。責任ある立場となり、接待などが増えるからでしょうか、実際、40歳代の受診率はワーストワンです。ご自身の体を労わっている時間もないのでしょう。

そのような時期は、膵臓も大活躍。口から食べ物が入り、血糖値が上がれば、いざ出陣、を繰り返します。膵臓を叩いてインスリンを分泌する。そんな生活が何十年も続けば、さすがの膵臓も疲弊してしまいます。すると、インスリンの分泌量が少なくなってしまうのです。

それがちょうど60歳ごろなのです。

②骨格筋肉量の低下（サルコペニア）

血液中の糖は全身の細胞に運ばれます。特に肝臓に大部分が取り込まれますが、取り込まれなかった糖はさらに筋肉細胞や脂肪細胞へ流れて行きます。

ところが、加齢が進み、筋肉量が少なくなると細胞の中に糖が取り込まれなくなることがあります。細胞に取り込まれた糖たちは、血液中にただよい、血液検査をすると「あら！血糖値が高い」という現象を引き起こすのです。

みなさんは、**「サルコペニア」**という言葉を御存知でしょうか？　**これは「加齢に伴う筋肉量の低下」のことです。**ギリシャ語で「サルコ」は筋肉、「ペニア」は減少。２０１０年に診断基準が発表されました。実際の診察ではX線で骨格筋量の低下を、筋力は握力で、身体能力は歩行速度で評価します。

では、年齢を重ねると、どうして筋肉量が低下するのでしょうか？

詳細はまだ明らかになっていませんが、要因として、加齢に伴う性ホルモンの影響や、筋肉合成に使われるたんぱく質の低下、血糖値を上昇させてしまうホルモンの増加、タンパク質などの栄養摂取が低下、身体能力の低下に伴う運動機能低下などがあげられています。

食事を摂ると、血糖値が上昇することはご存知だと思います。筋肉の細胞は、インスリンの働きで糖の80％以上を取り込み、エネルギーに変換して動かします。

しかし、筋肉量が低下すると、糖が筋肉に取り込まれにくくなり、血液中にあふれてしまいます。

そして、その血液中に余った糖たちの行き先は、脂肪です。余分に糖を取り込んだ脂肪細胞はどんどん膨らみ、インスリンが働きにくくなり、さらに血糖値は下がりにくくなっていくのです。と言うことは、筋肉を動かせば血糖値は下がりやすくなるのです。

③食事の量と質の変化

若年者と高齢者を比較すると、絶食時の蛋白質の分解速度に違いはないものの、摂食時における蛋白質の合成能力が高齢者は低くなっていることが多いものです。

もちろん、筋肉を合成する蛋白質の能力が低下していることも原因ですが、高齢になるほど、食事からの蛋白質の摂取が低下しがちであるのも理由の一つです。良質な蛋白質を摂ることが、サルコペニアの予防に重要なのです。

④加齢に伴う身体活動の低下

年齢を重ねると、どうしても運動量が減ります。すると筋力が落ち、ちょっとした動作で転倒し、骨折し、入院となることもあるでしょう。そして、少しの期間でも歩かなくなるなど筋力を使わなくなれば、さらにサルコペニアは進行していきます。

最終的には認知症になり、死亡してしまうという悪のスパイラルに入ってしまうこともあるでしょう。筋力は死ぬまで大切なのです。

⑤内臓脂肪の増加

高齢になり、運動量が低下すればするほど筋力が低下し、また筋肉をつくる蛋白質の合成が老化とともに低下することをお話ししました。さらにそこに暴飲暴食が加わった**「サルコペニア肥満」**という新しい概念も誕生してきています。

内臓脂肪の蓄積は、いくつになっても、インスリン抵抗性をもたらし、糖尿病を加速させます。良質な蛋白質を摂取しつつ、内臓脂肪を蓄積させないように、適切な運動（特にレジスタンス運動）をしていただくことが、60歳からの人生を豊かに、そして、健康寿命を伸ばすために必要なことと言えるでしょう。

恐ろしい「しめじ」と「えのき」の世界

さて、なぜ、糖尿病を予防すべきなのかをお話する前に、糖尿病になると実際、**体の中では一体どんなことが起きているのか**をお伝えしていきます。

糖尿病は沈黙の病気です。痛みも痒みもなく、外見的に気づかれない病です。そのために多くの方が軽視しがちです。

しかし、現実的に、「糖尿病」と診断されると、なんだか「嫌だな」という気持ちが芽生えると多くの方がおっしゃられます。実際、私もその中の一人でした。妊娠して、自分で自分に「妊娠糖尿病」と診断を下した時、辛く切ない気持ちになったのを覚えています。

では、実際に、糖尿病がなぜ嫌な病気なのでしょうか？

それは、**恐ろしい合併症が存在する**からなのです。

私たちの体には、細い血管と太い血管があります。

それらの血管に傷がついていってしまう状態を、イメージしてみてください。

次に、濃度の濃い糖が血管の中を流れるのをイメージしてみてください。

流れる糖が多くなり、浸透圧（濃度）が濃くなればなるほど、血管の一番内側にある内膜という膜に傷がつきやすくなり、その部分が厚く硬くなっていきます。これがいわゆる「動脈硬化」という状態で、結果的に、硬くなった血管の中には、血栓ができやすくなり、血管が詰まりやすくなります。

すると、みなさんも御存知の心筋梗塞や脳梗塞などの血管障害を引き起こすのです。

それでは糖尿病の代表的な合併症をみていきましょう。

最初は**「しめじ」**です。

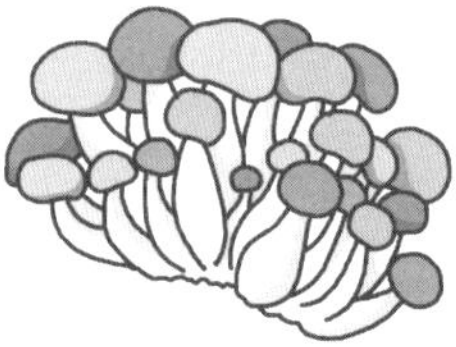

しめじ ＝ 「し」 神経障害
「め」（目の）網膜症
「じ」 腎症

一般的に、しっかり理解していただきたく、神経障害の「し」、目に生じる網膜症の「め」、腎症の「じ」のそれぞれの頭文字をとって、「しめじ」と名付けました。

し：糖尿病神経障害

糖尿病の合併症の中でも最も頻度が高く、早期から症状が出ます。

原因はまだよく分かっていない部分もありますが、高血糖によって神経の代謝異常が出たり、全身の神経に栄養を与える血管に傷がついて血流が低下したりすることで、神経の働きが妨げられるとされています。

神経には、皆さまが物を触って感じる「感覚神経」と、手足を動かすための「運動神経」と、血圧調整や排尿調節・発汗の調節・胃や腸の消化管を動かすための「自律神経」があります。

症状は、感覚神経→自律神経→運動神経の順番に出ます。

「感覚神経」では、典型的な例として、足指や足底から左右対称の足にしびれを感じることが多く見られます。また、物を触った時に痛みや熱さを感じにくいといった感覚鈍麻という症状も生じます。

結果として、画びょうなどを踏んでしまったことに気づかずに怪我をしたり、熱いストーブに足を置いて火傷を負ってしまうということもあるのです。

次に「自律神経」ですが、胃や腸の動きは神経に支配されていて、食べ物を消化する時に胃の動きが悪くなれば胸やけや消化不良をおこしますし、腸の動きが悪ければ便秘や下痢になりやすくなります。膀胱の神経に問題が起こると、しっかり排尿しきれず、膀胱炎の原因となったりします。

男性の場合は、性器の神経に問題が生じて、勃起障害を起こす方もおられます。また、汗の分泌にも関係していて、夏や熱いお風呂でも汗をかきにくくなり、水分が少ないので皮膚が乾燥しやすくなるという症状も出ます。

最後の「運動神経」ですが、四肢の運動神経が障害を受けるために、筋力低下や筋力の萎縮が起こりやすくなり、転びやすくなったり、運動量が低下したりします。

顔面は、前述してきた感覚神経・自律神経・運動神経の神経が支配していますが、これらに問題が起きれば、顔面神経麻痺が出て左右非対称の顔の形になってしまうこともあります。

そして、眼の眼球運動にも運動神経や自律神経が関与しているので、糖尿病の中には、複視（画が重なってみえてしまう）や眼瞼下垂（瞼が垂れ下がってしまう）などの症状が認められることがあります。

め：糖尿病網膜症

目の中には「網膜」という部位があり、眼が見ている物や景色などの情報を脳に伝える重要な役割を担っています。

その網膜には、とても細い血管が広がっています。血糖値が高い状態が続くと、血管の内側の内膜が傷つきます。するとその傷が修復される過程で血管が厚くなり、硬くなっていきます。つまり、そこに血栓ができやすくなります。眼の毛細血管も非常に細くて傷がつきやすく、ひどくなると硬くなった血管から出血を起こします。その出血が多ければ、**網膜剥離をきたし失明をもたらす**こともあるのです。これを「糖尿病網膜症」といいます。

実際に日本では、**糖尿病網膜症は失明の原因の第3位**（第1位：緑内障、第2位：網膜色素変性症）といわれています。（岡山大学全国調査：H30年9月）（＊緑内障：眼圧が高くなって、視神経が圧迫されて視野が狭くなる病気　＊網膜色素変性症：暗い所で物が見えづらくなり、視野狭窄や視力低下や失明を引き起こす遺伝性の病気。）

じ：糖尿病腎症

腎臓は、腰のあたりに左右1個ずつある、握りこぶし大（約１５０g）の小さな臓器です。この腎臓には、血液を濾過して、老廃物を尿へと排泄させる働きがあります。

腎臓を拡大して見ると、１００万個もの「糸球体」という毛細血管が集合した組織があります。この糸球体が血液をふるいにかけ、老廃物を取り除き、体に必要なものは体に再吸収され、老廃物は尿として排泄されていきます。

しかし、血糖値が高い状態が続くと、糸球体を構成している毛細血管に傷がつき、網の目の様に粗くなり、老廃物だけではなく私たちの体に必要なタンパク質までもが排泄されてしまうのです。健康診断で項目としても掲げられている尿蛋白です。

糖尿病性腎症病期分類

第1期	腎症前期
第2期	早期腎症期
第3期	顕性腎症期
第4期	腎不全期
第5期	透析療法期

さらに、糖尿病腎症が進行すれば、糸球体が傷つき、減少してきます。すると、老廃物が排泄されにくくなっていきます。

そうなると、体の中に老廃物がたまり、毒素が全身をめぐり、**尿毒症**という症状（疲労感・食欲の低下・吐気・昏睡）が出てきます。

ここまでくれば、腎機能がかなり低下しているので、一刻も早く毒素を外に排泄する必要が出てきます。

それを代わりに行ってくれるのが、皆さんもご存知の「透析治療」です。透析の種類にもいくつか種類がありますが、テレビなどでよく見られる「血液透析」が73・3％と日本で最も多く施行されている透析療法です。

実際、**透析が必要になるまでには、5段階を踏みます。**

糸球体の毛細血管がダメージを受けると、本来体に取り戻さなければならないタンパク質が尿へ漏れてしまうので、その量によって5段階に分類されるのです。

たくさん漏れ出ていれば状態が悪く、一番最下段になってしまうというわけです。

現在日本で透析を始めた患者さんの第1位が、糖尿病腎症によるもの（43・7％）で、年々増加しています。

日本透析医学会が毎年実施している透析調査（わが国の慢性透析療法の現況）では、２０１５年12月時点で、日本で透析を受けている患者数は約32万４９８６人で前年度より４５３８人増えています。人口１００万人あたりの透析患者数は約２５９２人で、こちらも前年度より75人増加しており、日本の全人口に占める透析患者数の割合は約３８６人に１人というのが現状です。

次は**「えのき」**です。

これは、心臓や脳や足の太い血管の合併症のお話です。

「えのき」とは、足の壊疽の「え」、脳卒中の「の」、心筋梗塞の「き」のことです。

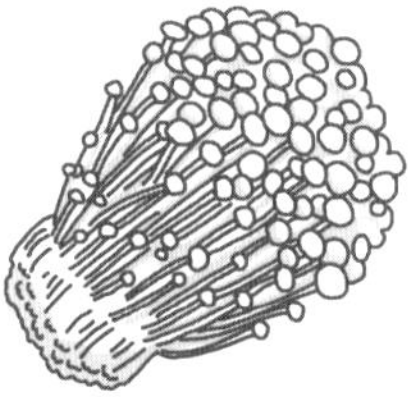

えのき＝「え」（足の）壊疽 「の」脳卒中 「き」狭心症・心筋梗塞

え：足の壊疽

「壊疽」とは足の組織が腐ることです。

元々、糖尿病が原因とされる足の病気は、高血糖が続くことで神経障害と血流障害と感染症が組み合わさることによって発症しやすくなります。

神経障害によって発汗の低下に伴う乾燥や亀裂ができやすくなり、さらに、感覚神経が発症すると感覚が鈍くなり、靴の中の異物に気付きにくくなったり、本来であれば感じていたはずの違和感を感じなくなったりするので、怪我をすることがあります。

すると、足の亀裂部分から細菌が入り、感染症をおこします。高い血糖値が続けば傷の治りも悪くなります。そこに血流障害が加われば、足の組織が腐り、「壊疽」になるのです。

また、高い血糖が持続され、足の血管が閉じた状態になると、下肢の血流が遮断され、大きな壊疽を起こし、切断を余儀なくされることもあります。

太い血管に生じる合併症を大血管合併症とも言いますが、これらは、血糖値のコントロールが不良であればいつ起きてもおかしくはありません。

特に、**食後高血糖（１４０㎎／dℓ以上）が頻繁に生じれば生じるほど起きやすいと**言われています。

細小血管合併症と大血管合併症は、HbA1cが7・0％以上で生じやすいとされます。**1％上昇するごとに約15％増加する**のです。

このHbA1cの下げ方と血糖スパイク（食後高血糖）の対処方法は、**SAKURAメソッド**にてご案内させていただきますね。

の：脳卒中（脳梗塞・脳出血）

脳梗塞と脳出血をまとめて脳卒中と呼びます。

脳梗塞は脳に栄養を送る血管が詰まる病気ですが、脳梗塞になると、手や足に麻痺が出現しやすくなり、食べものを飲みこみにくくなり、かつ喋ることもままならない状況となります。さらに、脳梗塞から認知症を起こしやすくもなります。

脳出血の場合は、出血範囲が広ければ意識を失い、死に至ってしまうこともあります。手足に麻痺が出て、呂律が回らなければ、仕事や生活にも支障がでるでしょうし、そうなると一人での生活は成立しなくなるでしょう。

き：狭心症・心筋梗塞

狭心症や心筋梗塞をまとめて冠動脈疾患と呼びます。

簡単に言うと、心臓の血管がつまってしまう病気です。高血圧や高脂血症や肥満・喫煙・加齢が併存すると冠動脈疾患が悪化します。

実際、冠動脈疾患になったことのない糖尿病患者さんは、冠動脈疾患になったことのある非糖尿病患者さんよりも冠動脈疾患による死亡のリスクが高く、特に女性でその傾向が強かったと結果がでています。

また、この**冠動脈疾患の発症には、食後血糖値が１４０㎎／㎗以上で相関があると**言われているのです。

後悔体験談は、あなたの先導師

「…でも、私には関係ない」
まだそう思っておられますか？

では、私が実際に出会った方々と、その症例をお話しします。

ケース①：失明して孫の顔が見えなくなった

64歳のおばあさまでした。初めてお会いしたのは、糖尿病になってから10年目。なかなか間食のやめられない方でした。

ここ最近徐々に視力が低下しているとの訴えがあったため、眼科の受診を勧めたところ、糖尿病網膜症で両目に出血がおきていたのです。すでに左目はほとんど見えない状況でした。そんな中、なんと来週お孫さんが産まれるというのです。この状況ではお孫さんの顔を見ることができない！と、失望の淵に立っておられました。

なんとか治療のため眼科へ入院し、出血は治まったものの、視力は完全には復活せず。お孫さんのお顔もはっきりと見えず、大変後悔されていました。

ケース②：透析状態になり、拘束時間は1日4時間を週3回！

60歳代のとってもご多忙な男性経営者。糖尿病と診断されたのは働き盛りの40代。しかし、接待が多く夜な夜なお酒を飲む日々の結果、血糖コントロール不良となり、糖尿病になってから20年が経過したある日、仕事中に急に呼吸が苦しくなり、救急搬送となりました。当時当直室で仮眠をしていた私の電話が鳴り、搬送を受け入れたときには、肺に水が貯留し、全身もむくみ、体の酸素が低下。いわゆる、糖尿病による腎不全の「尿毒症」症状が出ていて、一刻も早く透析をしないと命が助からない状況でした。そこで透析の機械をとりつけて、しっかり体の毒素を外に出しました。

そして1週間たち、いよいよ退院間近。「これからは週3回の通院となります。透析時間は1回が3～4時間になります。がんばっていきましょう」と告げた瞬間、「あ～。本当にきてしまったのだね。ようやく気が付いたよ。遅かった」と泣き崩れられました。

糖尿病が原因で慢性腎不全（腎機能障害）となり、それでもなお、仕事を優先し、暴飲暴食やお酒の量を顧みず、合併症をおこしてから気づかれるケースはたくさんあるのです。

ケース③：糖尿病が呼ぶ心筋梗塞

45歳のタクシードライバーの男性でした。

ある日、仕事中に胸の痛みを感じ、救急車で来院されました。心電図をとると、「心筋梗塞」の診断。循環器内科で治療が施され、そこからインスリン治療を開始しました。

原因は「糖尿病」。職場の健康診断で何度も糖尿病を指摘されていたものの放置。来院時のHbA1cは8・6％、血糖値は250㎎／dℓと高値でした。当時は、深夜も運転をされていたそうで、食事時間が不規則だったことが原因の一つでもありました。

ケース④：脳梗塞は、糖尿病と仲良し

老人施設で仕事をしていた頃でした。右片麻痺（右上肢と右下肢の麻痺）で、左上肢と左片足で一生懸命にこちらへ歩いてくる強面の高身長の男性がいました。診察時

にカルテを拝見すると、施設に入られる前までの御職業は警察官でした。

脳梗塞を発症されたのが50歳の時。糖尿病と高血圧が同時発覚。脳梗塞発症後は、うまく歩けず、話せずで、なくなく仕事を辞めることとなりました。ご家族は自宅での介護に疲れ、施設へ預けられました。仕事も管理職としてバリバリされていきたかったのではないかと思うと、複雑な気持ちになったのを覚えています。仕事と身体の良きバランスが将来を決めるといっても過言ではないでしょう。

ケース⑤：両足を切断して車いす生活に

元気に「お願いします」と外来診療にやってきてくださる40歳代の男性がいらっしゃいました。ふと足元をみると、この間まで、両足があった方。ついに、足の血管が閉塞し、右足の切断を余儀なくされてしまいました。

いつも、穏やかで笑顔の絶えない方だけに、こちらが悔しくなったのを覚えています。30歳代後半で糖尿病と診断を受けた方で、血圧やコレステロールが高く、血糖値もなかなか改善しなかった方でしたが、その2年後、左足を切断。そして今回ついに右足まで。それでも「仕方ないよ」とおっしゃられていた、くったくのないその笑顔が、今でも目に焼き付いています。

そして、糖尿病の怖さは、単一ではありません。合併症というさらに怖いケースをご紹介しましょう。

ケース⑥：認知症になって暴れる母親

糖尿病患者様は、なっていない方に比較して約2倍認知症が進行しやすいと言われています。糖尿病による脳梗塞に伴う認知症や、アルツハイマー型認知症をもたらしやすいともいわれているからです。（日本糖尿病学会）

日々の診療の中で、「私は認知症ではないでしょうか」と言ってご来院される方はおられません。ご家族が「先生、母は認知症ではないでしょうか」と言って連れられて来院される方が圧倒的に多いのが現状です。

つい最近も、「母が私のお財布とったでしょ、と言ってきます。同居しているのですが、手に負えない」と相談を受けました。最終的に、ご近所にもご迷惑がかかるようになり、介護施設を御案内させていただきました。

このようなケースは非常に多く、最終的にご家族の負担が増えていきます。患者様の中には「ぽっくり死ねばいいから、お薬いらないわよ」などと話す方もおられます。けれども、人は、最終的にやっぱり誰かのお世話になりながら亡くなっていくのです。

ケース⑦：うつ病を併発してリストラにあった夫

外来にいつもご夫婦でお越しになる患者様でした。奥様からの厳格な食事療法を強いられ、結果的に精神的に疲れ、仕事もたびたび休むようになっていました。

心療内科の受診をすすめたのですが、「軽度のうつ病」になり、朝起きられなくなり、自宅に引きこもるようになり、朝と昼はほぼ逆転。なんとか、会社の理解を得ながら長期療養をしていましたが、約1年間改善の兆しが見えず、結果的に32歳という若さで会社からリストラされてしまいました。

そんな時でした。いつもは強気な奥様が相談にいらっしゃいました。「私のせいですよね。いつも強く言い過ぎてしまっていたのかもしれません。先生どうしたらいいでしょうか。」そこで、私が提案したのは、たった2つ。3食と運動を奥様と一緒にしていただくことでした。糖尿病の話はせずに、です。

そして約10カ月過ぎたころ、ご主人の生活にリズムが生まれ、覇気がなかったお顔に微笑みがこぼれ、おぼつかなかった足がしっかり地につくようになったのです。そして、結果的にご主人の精神状態も血糖値も改善。奥様としっかり握手をしたのを覚えています。

実は、**日本人の約15人に1人が、一生のうちに1回はうつ病になる**と報告されています（日本精神科学会）。

うつ病は、糖尿病の直接的な合併症ではありませんが、**糖尿病でない方と比べて、何らかの抑うつ症状を有する人が約2倍多い**と言われています。原因は明らかにはなっていませんが、神経や免疫・内分泌系の相互関係によるものや、糖尿病によって厳しい食事制限を強いられ、ストレスから精神的に落ち込んでしまい、うつ病になることが原因の一つとして挙げられています。

最近の国立精神・神経医療センターの研究によると、うつ病になったことのある人は、ない人に対して2型糖尿病、高脂血症、肥満になる確率が高いことがわかりました。

そして、それらの方々の傾向として、間食や夜食の習慣があり、朝食を摂る回数や運動習慣が少ないことがわかっています。

過食と間食を控えること、そして運動習慣を作れば、糖尿病もうつ傾向も改善する可能性があるということがわかってきたのです。

ケース⑧：大腸癌なのに抗がん剤が使えなかった悔い

まだ私が研修医の頃のことです。

60歳女性の大腸がんの患者さんでした。その方には20年来の糖尿病がありました。入院され、精密検査をしたところ、もうすでに大腸がんは肝臓へ転移しており、手術はできず、残された治療法は抗がん剤＝化学療法で癌細胞をたたくことでした。

しかし、残念なことに、この方には20年来の糖尿病があり、糖尿病による合併症で腎臓が正常に機能していなかったのです。

抗がん剤の中には腎臓を悪化させてしまうものもあるのですが、今回はその薬剤を使わなくては治療ができない状況でした。しかし、既に糖尿病によって腎臓が悪くなってしまっているこの状況で化学療法を投与すればさらに腎機能が悪化し、最終的に透析生活になってしまいます。

これらすべてを御本人に説明したところ、抗がん剤は使用せずに残された時間を大切に過ごしていくということでお話がまとまりました。残念ですが、それは同時に治療をせずにご自身の死を受け入れていただくということでもありました。

第1章でもお話しさせていただきましたが、糖尿病患者様の死因の第1位は癌、第2位は感染症、第3位は血管障害です。

糖尿病になることで、癌になる確率は増加し、そして糖尿病の合併症によって治療が施せない。とても残念なことです。

ケース⑨：骨粗鬆症で骨折し入退院を繰り返す祖母の認知症発症

80歳のおばあさま。庭先で転倒して大腿骨を骨折したのが65歳の時。その後、70歳で手首を、80歳で尻餅をついて脊椎圧迫骨折をされました。彼女には、15年来の糖尿病があり、骨折しやすい状況にあったのです。

それまでは、自宅でお孫様と楽しい日々を送られていましたが、度重なる骨折を繰り返され、最終的には入院を契機に認知症を発症。結果、ご自宅で御家族と一緒に生活することが難しくなってしまいました。

骨粗鬆症とは、骨の密度や骨の質が低下し、骨の強度が低下してしまうことです。

糖尿病患者さんに骨粗鬆症は特に多く、骨がチョークの様にポキッと折れやすくなります（日本内科学会）。

骨の50％はコラーゲンという繊維でできており、これらの繊維が絡み合うことによって、建物で例えると鉄筋の骨組み部分ができています。しかし、高血糖環境により、このコラーゲン繊維同士の部分に**AGEsという最終糖化産物（糖とタンパク質が結びつくことで体内に生成される物質のこと）**が付着し、うまく繊維が絡みあえなくなり、結果的に骨組みが形成されず、骨の強度が低下して骨折しやすくなってしまうのです。

特に、**女性は40歳以上を超えると女性ホルモンであるエストロゲンが低下し、骨粗鬆症のリスクが高まります。**それに高血糖が追加されれば、より、骨折のリスクが上昇するのです。

ケース⑩：歯周病で歯が抜けて笑顔が悲しい父親

いつも親子で外来にいらっしゃる患者さんがいらっしゃいました。30年来の糖尿病があり心筋梗塞や脳梗塞を繰り返しておられました。

お酒が大好きなお父様で、どうしても減らせられない寝酒で血糖値が増悪し、インスリン治療中。外来へいらっしゃるたびに歯周病が悪化し、笑顔に変化が見られてきていました。

皆さんは、歯が抜け落ちる原因をご存知でしょうか。年をとると歯が抜け落ちると思われていらっしゃる方も多いかと思いますが、原因のほとんどが歯周病なのです。歯周病は　歯と歯の間にプラーク＝歯垢（例えるなら排水溝のぬめりのようなもの）が蓄積して炎症が起き、結果的に歯が抜け落ちてしまう病気です。

この歯垢を顕微鏡で見ると、ウヨウヨと動く嫌気性菌（酸素を嫌う細菌で口臭の原因になる）という菌が確認できます。この嫌気性菌から分泌される毒素によって歯周組織が破壊（歯を支えている骨も溶けてしまいます）され歯が抜けていくのです。決して加齢現象の一つではなく、歯垢のお手入れをすることで歯が抜け落ちることは基本的に予防できるのです。

歯垢１㎎の中に約１億個の嫌気性菌が存在しているといわれており、口腔環境が悪い方では、約１兆個の嫌気性菌が存在しているとされます。

糖尿病になると、歯周病に罹患しやすくなり、進行すると、嫌気性菌と戦ってくれる白血球から分泌されるTNFα（免疫物質）が、インスリンを作用しづらくさせ、結果的に高血糖を助長させ、糖尿病を悪化させてしまうという悪循環がもたらされてしまうのです。

ケース⑪：肥満による糖尿病が原因で何度も流産を繰り返すママ

私が初めてお会いした時には、もうすでに3回流産されていました。

毎回HbA1cは7・0％以上。なかなかダイエットができず血糖値が下がらない状況でした。しかし、赤ちゃんは欲しい。でも毎回妊娠しては流産。本来であれば妊娠可能なご年齢なので、毎回の流産に心を痛められていました。

もうこれ以上そんな苦しみを味合わせたくないと思った私は、少し強くダイエットをすすめました。やっと火が付き、結果的にHbA1cが6・0％台へ落ちたところで妊娠を許可し、4度目の正直で妊娠、そして無事に出産することができました。

高血糖になると流産率が上昇するといわれています。正常妊娠の流産率は約15％。そして、糖尿病によって流産する確率もまた、約13％と同等の値で、HbA1cが高値になるほど流産率は上昇しやすくなります。

流産とは、妊娠22週前に妊娠が終了してしまうことを言います。原因の多くが、赤ちゃん自体の染色体の異常などです。妊娠12週未満の早い時期での流産が約80％以上を占めていますが、コントロール不良の糖尿病が原因になることがあるのです。

これらのことから、現在糖尿病学会では、妊娠前に良好な血糖コントロールを推奨していて、**HbA1cでいうならば7・0％以下が目標**として掲げられています。

えっ！ 血糖値が下がるまで手術ができない？

視力が低下し、眼科で糖尿病網膜症と診断され、初めてご自身が糖尿病であったと知った45歳の男性患者様の例です。

配送業を営まれておりましたが、運転中に景色が霞んで見えるようになり、受診した眼科では、すぐに入院して手術しなければ失明する危険性があると言われました。

しかもその時の血糖値は300mg／dℓ以上で、（正常70～140mg／dℓ）、HbA1cは8・0％以上。

血糖値を下げるために眼の手術の2週間前に入院していただき、インスリンで血糖値を下げ、そこから眼科で手術となってしまったのです。

術後にも約1週間の入院を要してしまいました。受験生のお子さんがいらしたこともあり、ご本人は早い手術と退院を望まれていましたが、現実は厳しく、合計3週間もの入院期間を余儀なくされたのです。

なぜこんなことになったのでしょうか？

人の体には、自ら傷を治す仕組みがあります。

しかし、高血糖になると、ウイルスや細菌を食べてくれる白血球の働きが大幅に低下し、感染症を引き起こしやすくなります。

また、血液の流れが悪くなり、体の隅々に十分な酸素や栄養が行き渡らなくなります。

すると、傷を治すための正常な反応が起こりにくくなるのです。傷口が感染すると、さらに傷は治りにくくなり、悪循環に陥るのです。

そのため、**外科的手術をする場合、高血糖のままでは手術ができない**のです。

糖尿病患者様の手術の場合、医師側も身構えてしまうのです。

抜歯も外科的処置です。そのため高血糖のままでは処置がしづらいです。

さらには、突然交通事故にあい、運ばれた場所で糖尿病がわかり、とにかく手術を最優先で行ったが、傷の治りが悪く、なかなか退院できないということもありえます。

術前のHbA1cはどのくらいだったら手術許可してよいか？

手術前血糖管理目標

・空腹時血糖＜140mg/dℓ

・食後血糖＜200mg/dℓ

・尿糖１＋以下

手術可否をHbA1cで評価する

明確なエビデンスはない

出典

糖尿病専門医研修ガイドブック　日本糖尿病学会編著

どんなときも血糖値をよくしておくことが、いざという時に大切だということです。

インスリンも薬も、一生付き合わないといけないの？

皆さんは、「インスリン」と聞くと、太い注射器をイメージされませんか？

そして、ひとたびインスリンの注射をすると、一生打たなくてはいけないと思われる方も多いかと思います。

昔は確かに、太い注射器で注射をしていた時代もありました。しかし、今は、「えっ、これ注射器なの？」というほど改良されてきました。

でも、「一度打ったら一生打たなくてはならないでしょう」という俗説は、どうして根付いてしまったのでしょうか？

よくはわかりませんが、もともとインスリンが分泌されていない方や、膵臓を全部取ってしまってインスリンを打たなければ生けていけないという状況を除けば、基本

インスリン注入器の例

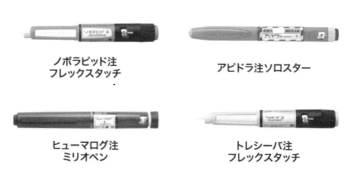

ノボラピッド注
フレックスタッチ

アピドラ注ソロスター

ヒューマログ注
ミリオペン

トレシーバ注
フレックスタッチ

的にはインスリンをやめることは可能なのです。

高血圧患者さんの中にも、似たようなことをおっしゃられる方がおられます。「高血圧のお薬って、一度飲んだらやめられなくなるのでしょ!」と。これも高血圧の原因によります。世間的にはこのように思われている方が多いのだなと思い、毎日診療にあたっていますが、減塩したり、減量したり、運動習慣をつけたりすれば、いつだって投薬を中止することは可能なのです。

もちろん、以前、心筋梗塞や脳梗塞を起こしたことがあって、予防として内服する必要のあるケースもありますが、単純に健康診断で高血圧を指摘されただけの場合は、まずは、ご自身で課題に取り組まれていただきたいのです。

毎月こんなに、そして〝一生〟お金が暮らしを圧迫します

糖尿病と診断されると、その瞬間からお金が暮らしを圧迫し始めます。

お薬代でも、内服薬と注射薬では値段が倍違います。インスリン治療をせざるを得ない状況になれば、その治療費だけでなく、交通費もかかりますし、仕事を休んで治療しなければならなくなれば、さらに経済的に苦しくなるでしょう。

糖尿病になった場合の医療費は、４パターンに分類することができます。

①食事と運動療法のみの場合
②投薬された場合
③インスリン注射になった場合
④人工透析になってしまった場合

保険は75歳以上から１割負担。それ以前であれば３割負担です。

実際には、透析となると国からの助成金や医療保険で自己負担額は1000円と意外にかかりません。実際に自己負担額しなければならないのは、1と2と特に3です。

自己負担がないから透析になってもいいや、とお思いですか？

現在、国民医療費は年々増えており、2015年時点で、42兆円。これは今から30年前の医療費と比較すると、約2・6倍にも増加しているのです。(国民医療費：厚生労働省より)

この42兆円のうち、1・24兆円が糖尿病の診療医療費です。約2割の糖尿病診療費が国民医療費を圧迫させているということになります。

さらに、糖尿病において、どの分野に医療費が最もかかっているのでしょうか。それは、糖尿病腎症からの透析治療です。1983年末、透析患者数は5万3017人でした。しかし、それから30年後の今、2015年末での透析患者数は32万4986人に上昇しているのです。約6倍です。

その金額は、**1人あたり月に約40万円**にものぼります。これは驚きの数字であるとともに、日本経済を圧迫させてしまうほど恐ろしいことなのです。(我が国の慢性

透析療法の現状：日本透析医学会）

そうです。その治療費は最終的にはあなたの税金から支払われているのです。そしてそれは、本来あなたが受けるべき様々な国からの恩恵の財源を、糖尿病が妨げているとも言えるのです。

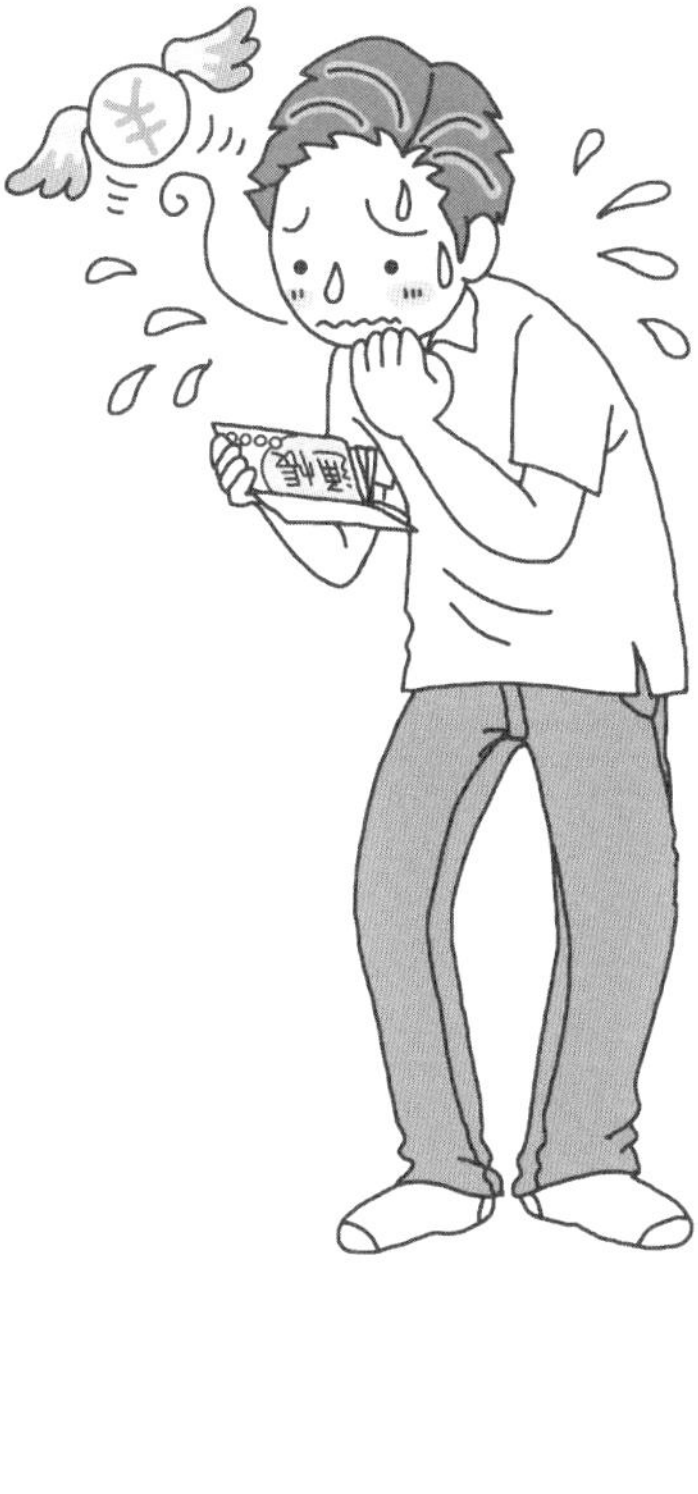

第３章

糖尿病を防ぐ！ 治す！ 23のSAKURAメソッド

糖尿病は1年で、やり方次第で防げる、治せる

糖尿病予備群の方も糖尿病と診断された方も、本気で血糖値を改善したいと「今」思った方に一番大切なこと、それは、

「やる気」です。

笑われるかもしれませんが、肥満に伴う糖尿病は、基本的に患者様の「やる気」スイッチを医療者側が押し、そこから、医師と共に2人3脚でゴールを目指すものだと思っています。

どんなに良いお薬を処方しても、どんなに素晴らしいインスリン注射を使用しても、まずは御本人の「やる気スイッチ」が入らなければ、いつまでたってもゴールはあり

ませんし、医師と一緒に足並みをそろえていかなければ絶対に完治しません。

世の中、お薬ファーストな思考を持たれている方も多く、「うーん、この薬では全然下がらないな…」と首をかしげながらドクターショッピングを続けている方もいらっしゃいます。

でも、少し立ち止まっていただきたいのです。

糖尿病治療において最も大切なことは、お薬や注射ではありません。

「絶対に体重を下げてやる」という**心からの「やる気スイッチ」**と、食事を改善しようとする**柔軟性**と、医師のアドバイスを受け入れられる**素直さと勇気**です。

これが根底にあれば、短期間でお薬やインスリンから離脱することができてしまいます。

こんな経験があります。

初めてお会いした時には、体重が80kgを超えていらっしゃいました。しかし、1年たった時には60kgの適正体重へ。最後の診察時にはご自身で食事のレシピと運動の方法をファイルにまとめて、「先生良かったら使ってください」と言い残し、診察室から出て行かれた50歳代の中年男性がいらっしゃいました。こんなに嬉しいことはありません。

糖尿病の基本治療は、お薬よりも先に、食事と運動です。これが土台です。

この土台がなければ、いくらその上に治療という積み木を積み上げても、ぐらついて倒れてしまうのです。

そして、この土台に対するご本人の意気込みがなければ、血糖値は絶対に良くならないのです。

次ページからご紹介するＳＡＫＵＲＡメソッドをきちんと理解して実践してみてください。

SAKURAメソッド1

まず知ろう。大切な「一汁三菜理論」

さあ、いよいよここからSAKURAメソッドをご紹介していきます。

最初は「一汁三菜」からです。

一汁三菜とは、室町時代からの日本料理の基本です。

今では、冠婚葬祭などの儀式に面影が残りますが、元々は日本人の主食である「ご飯」に「汁物」と3つの「菜（おかず）」を組み合わせた献立のことをいいます。

「ご飯」と聞くと、尻込みされる方がいらっしゃるでしょう。

昨今、「糖質抜きダイエット」が流行し、劇的に炭水化物を抜いて、主菜の蛋白質だけを食べていらっしゃる方が多いからです。

確かに、糖質を減らすことで血糖値は上昇しにくくなり、結果的に太りにくくはなりますが、人が生きていくためには、炭水化物は必要不可欠な栄養素であることが忘れ去られてしまっています。身体にとって、力や熱といった身体そのものを動かすためのガソリンのような働きをしてくれるのが、炭水化物でもあるのです。

私たちが普段摂取しなければならない**3大栄養素は、炭水化物、タンパク質、脂質**です。これらにさらにビタミンとミネラルが加われば5大栄養素となりこれらを偏りなく摂ることで、疲れにくく、風邪を引きにくい丈夫な身体になっていきます。

具体的に一汁三菜とは、

・主食：炭水化物（糖質）が主の成分。エネルギー源となる御飯・パン・麺

・汁物：不足しやすい栄養素や水分　↓高血圧の方には勧めにくい

・おかず3種（主菜1品＋副菜2品）

　＊主菜1品：献立の中心。タンパク質。魚介類・肉類・豆腐

　＊副菜2品：ビタミン・ミネラル・食物繊維を摂取するためのおかず。

　　・重めの副菜：野菜

　　・軽めの副菜（副々菜）：果物または菓子または飲み物

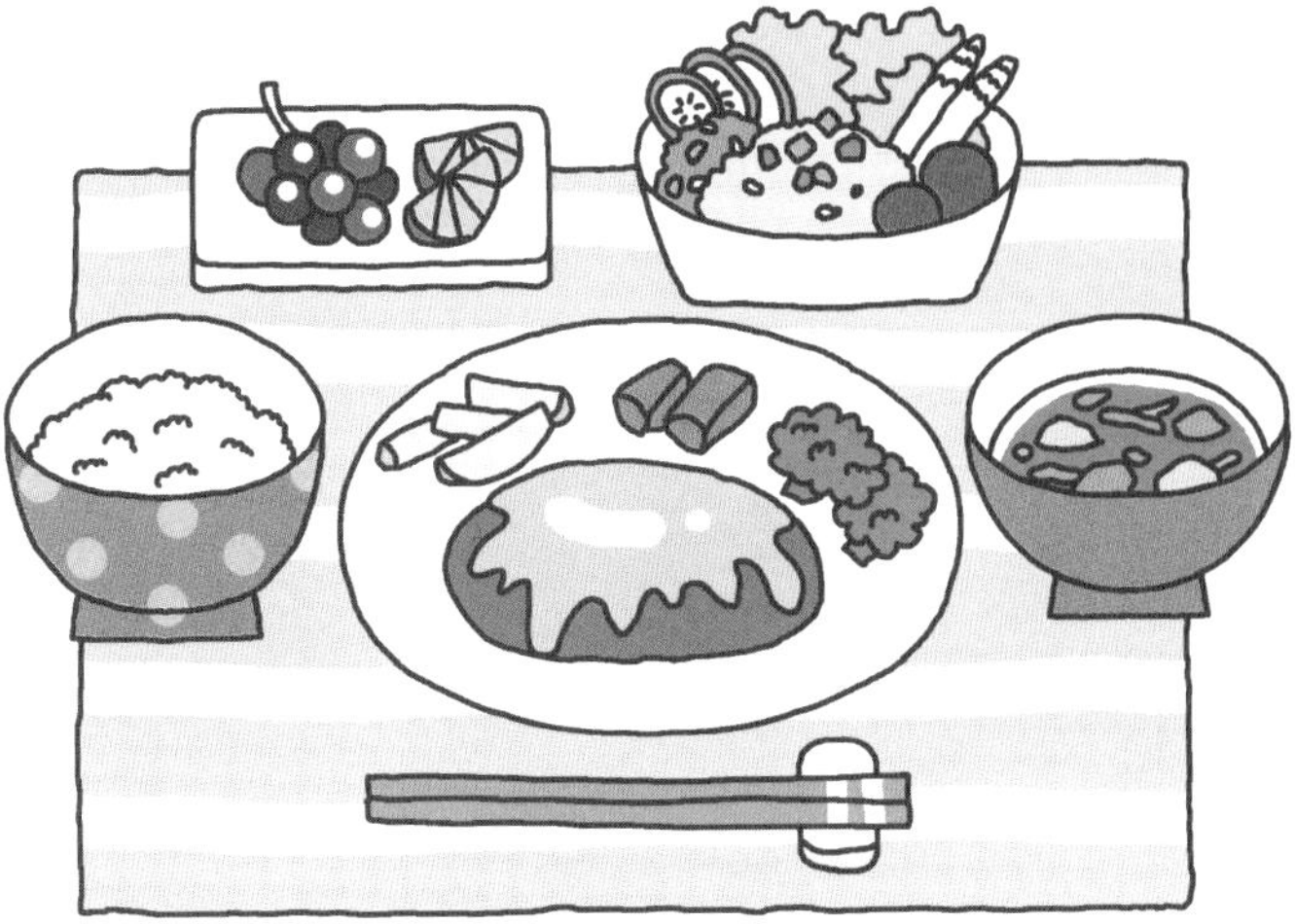

このような内容の食事をいいます。
もちろん、この主食をご飯ではなくてパンや麺類に置き換えて、現代風にアレンジしていただいても構いません。
また、**高血圧の方は、無理して毎食に汁物をつけなくても大丈夫**です。
脂質は主菜の調理時や副菜のサラダのドレッシング、副々菜の際に付属するお菓子や飲み物類に含まれてきますので、あえて摂らなくても大丈夫です。

SAKURAメソッド2

話題の低GI値を味方につける

皆さんは、GI値という言葉を聞かれたことはあるでしょうか？

GI値とは、食後血糖値の上昇を示す指標（食事摂取2時間までの食品に含まれる糖質の体への吸収度合い）のことです。

GI値は、特に1990年代に脚光をあびはじめ、1998年にFAO／WHOレポートが発表されました。2003年にはWHOから「過体重、肥満、2型糖尿病の発症リスクを、低GI食品が低減させる可能性がある」というレポートが出され、徐々に世の中に浸透してきたものです。

GI値は「血糖値を一気に上昇させる食品を高GI食品」、「血糖値を急速に上昇させにくい食べ物を低GI値の食品」、その中間を「中GI食品」と呼びます。

食品群	GI	食品名	1食当たり
いも類	55	さつまいも	1/3個（100g）
砂糖及び甘味料	73	メープルシロップ	大さじ1（21g）
	88	はちみつ	大さじ1（21g）
種実類	18	くるみ－炒り	10粒（20g）
	18	ピスタチオ	10粒（5g）
	27	マカダミアナッツ－炒り味付	5粒（10g）
	28	ピーナッツ	10粒（10g）
	30	アーモンド（フライ、味付き）	10粒（10g）
	34	カシューナッツ	7粒（10g）
	60	くり（日本ぐり）	3個（50g）
果実類	29	いちご	中7粒（100g）
	30	パパイヤ	1/8個（50g）
	31	オレンジ	1/4個（37g）
	31	グレープフルーツ	1/3個（100g）
	31	夏みかん	1/3個（100g）
	32	梨	3切れ（100g）
	32	びわ	1個（29g）
	33	いよかん	5切れ（76g）
	33	みかん	M1個（75g）
	34	ブルーベリー	10粒（12g）
	34	プルーン	1個（65g）
	35	キウイ	1個（51g）
	36	いちじく	1個（60g）
	36	洋ナシ	1/3個（85g）
	36	りんご	1/3個（60g）
	37	柿	1/2個（100g）
	37	さくらんぼ	5個（26g）
	38	ライチ	3個（44g）
	41	メロン	1/8個（84g）
	41	桃	2切れ（64g）
	47	ぶどう（デラウェア）	1/2房（43g）

	48	ぶどう（マスカット）	10粒（54g）
	50	ぶどう（巨峰）	8粒（102g）
	55	バナナ	1本（84g）
	57	レーズン	12粒（5g）
	60	すいか	1切れ（215g）
	65	パイナップル	5切れ（86g）
乳類	25	プレーンヨーグルト	100g
	31	プロセスチーズ	1個（18g）
	39	生クリーム（乳脂肪）	大さじ1（15g）
菓子類	52	プリン	1個（100g）
	60	ポテトチップス	12枚（20g）
	65	アイスクリーム(高脂肪)	1個（100ml）
	68	クロワッサン	1個（40g）
	69	カステラ	1切れ（48 g）
	70	クラッカー(オイルスプレークラッカー)	5枚（18g）
	77	クッキー(ハードビスケット)	3枚（33g）
	79	みたらし団子	1本（60 g）
	80	チョコレートケーキ	1個（75g）
	80	ホットケーキ	2枚（242g）
	82	ショートケーキ	1個（75 g）
	84	かりんとう－黒	5個（45g）
	86	キャラメル	1個（4g）
	86	ドーナッツ(イースト)	1個（56g）
	88	大福	1個（95 g）
	89	せんべい	2枚（30g）
	95	あんぱん	1個（100g）
	95	どら焼き	1個（64g）
	108	キャンディー	1個

嗜好飲料類	23	豆乳	1杯（150ml）
	25	ココナッツミルク	1杯（150ml）
	25	牛乳	1杯（150ml）
	25	無脂肪乳	1杯（150ml）
	26	低脂肪乳	1杯（150ml）
	39	カフェオレ	1杯（150ml）
	42	オレンジジュース（100％）	1杯（150ml）
	42	スポーツドリンク（アクエリアス）	1杯（150ml）
	43	コーラ	1杯（150ml）
	47	ココア（ピュアココア）	1杯（150ml）
	30	焼酎（甲類）	180ml
	32	ワイン（赤・白）	180ml
	35	日本酒（純米酒）	1合（180g）
	66	ビール（淡色）	180ml
		発泡酒	180ml

・高GI食品：70以上
・中GI食品：56～69
・低GI食品：55以下

この低GI値食品を摂取すると、インスリンを駆使しすぎないだけでなく、肥満予防ができるので、食事を摂るときには、できるだけ意識して選んで欲しいのです。

実際、妊娠糖尿病を経験した私にとって、この食べ方で妊娠中のストレスからの爆食いを緩和できました。

一汁三菜のワンプレートの中で、この低GI値食品をぜひとも活用していただきたい部分が「副々菜」です。

アイスも果物も！　元々甘党な私は、ストレスフルな妊娠中は特に食べたかったのです。そこで、どれくらいこれらの甘味処を副々菜として摂取すれば食後の高血糖が上昇しないのか？　を表にして冷蔵庫に貼ってチェックすることで、毎食後のデザートを楽しむことができました。

もちろん、副々菜は甘味処だけではありません。お酒やジュースなどの飲み物や果物も副々菜の一員です。

ＳＡＫＵＲＡメソッド３

自分に必要なカロリーを計算してみよう

カロリー＝炭水化物ではありません。そういうイメージを持たれている方が多いのですが、**カロリーとは、炭水化物、脂質、タンパク質、ミネラルといった５大栄養素を総合しての熱量になります。**なので、炭水化物だけを指してカロリーというわけではないのです。炭水化物（糖質）＝４㎉、脂質＝９㎉、タンパク質＝４㎉、ビタミン＝０㎉、ミネラル＝０㎉（いずれも１g当たり）。

世の中的には、この概念を知らずに、カロリー制限といえば炭水化物を抜こうという発想になりやすくなっており、実際に〝米のないお寿司〟が発売されるほど炭水化物が毛嫌いされてしまっています。しかし、実際には、ビタミンとミネラルには各々カロリーがありませんので、３大栄養素の各々のカロリーを総合的に計算したものを指すのです。

さて、皆さんは、ご自身が摂取すべき1日のカロリーをご存じでしょうか？
世の中では、成人男性の摂取カロリーは約2000kcal／日、成人女性の摂取カロリーは約1800kcal／日などと、なんとなくメディアからインプットされていらっしゃるかと思います。けれども、これらはあくまでも成人として摂取すべき平均のカロリーを示しているだけにすぎません。同じ成年男性でも身長180cmの方と160cmの方が同じカロリーを摂取すると、身長160cmの方が容易に太ってしまうことはお分かりだと思います。

ですから、そのようなことが起きないように、**本来は、皆様個々の身長から計算してカロリーを計算するべき**なのです。

【算出方法】

では、1日の必要摂取カロリーを計算して算出してみましょう。

①：ご自分の身長をm（メートル）になおします。

例：身長156cmの方であれば、メートルに直すと1・56mになりますね。

②：①でメートルに直した身長を2乗します。

つまり、１・56ｍ×１・56ｍ＝約２・43㎡になります。

③：②で算出した値に22をかけると、本来のあなたの理想体重がでてきます。

例：身長１５６㎝の方でしたら、②に22をかけると、約53・５kgになります。

④：③で算出した値に、みなさまの身体活動量（体を動かす程度によって決まるエネルギー必要量）をかけ算して１日の摂取カロリーの計算をします。

普段の運動量でかけ算すべき身体活動量は変わってきます。

〈身体活動量〉

・軽活動量（デスクワークが多い職業など）：25～30㎉／kg
・普通活動量（立ち仕事が多い職業など）：30～35㎉／kg
・重度活動量（力仕事が多い職業など）：35～㎉／kg

例えば、専業主婦の方であれば25～30㎉をご自身の標準体重に掛け算します。25～30の間をとって、だいたい28を掛け算すると、身長１５６㎝であれば標準体重が53・５kgになるので、53・５kg×28＝１４９８㎉／日になります。

四捨五入していただいて、おおよそ１日１５００㎉／日が摂取していただける１日

自分の必要カロリーと適正体重を知る

○標準体重（kg）

＝ 身長（m）の２乗 × 22

○必要カロリー（kcal / 日）

＝ 標準体重（kg）× 運動量（25 ～ 30kcal /kg）

［運動量］

軽労作（デスクワークなど）　25 ～ 30kcal

普通の労作（立ち仕事など）　30 ～ 35kcal

重い労作（力仕事など）　35 ～ 40kcal

身長 □ cmだったら（１m＝100cm）

●標準体重　＝ □ mの２乗 ×22 ＝ □ kg

●必要カロリー＝ □ kg（標準体重）×25 ～ 30kcal /kg

＝ □ kcal / 日

の総カロリーになります。

計算した結果、あなたが摂取できるのが1日1500kcalなら、1食あたり500kcal摂取することができることになります。

では、ここから一汁三菜のお食事を作るにあたり、どのような配分でそれぞれの品を作っていけばよいでしょうか？ いちいち細かく計算していては、手間がかかりますし、知識も必要です。そこで、細かな計算をしなくても血糖値を上げにくく、かつ太りにくくなるなる方法をあみ出しました。ポイントは、次の3つだけです。

①主食量の一定化。

②副々菜に低GI値リストをほどほどに活用していただくこと。

③調理で使用する油の量を大さじ1・5杯／日までにしていただくこと。

血糖値に直接関係するのは、皆さんも御存知の主食と副々菜の果糖の豊富な果物や、糖質の多いお菓子や調理に利用する酒の量です。ここを制覇すれば大方の血糖値の上昇が改善され、太りにくい身体を作りやすくなります。

まずは、主食量の一定化です。どれくらいの主食量（ご飯・パン・麺）を準備すれば良いのかのリストが次のページです。

1600～2100㎉/日の1食あたりの主食量

種類	1600㎉/日	1700㎉/日	1800㎉/日	1900㎉/日	2000㎉/日	2100㎉/日
白米	160g/食	180	200	210	220	230
おもち	3個/食	3	3	3	3	3
食パン（6枚切り）	1.5枚/食	1.5	1.5	2	2	2
フランスパン	3個/食	3	3	4	4	4
ロールパン	3個/食	3	3	4	4	4
うどん（生）	1玉/食	1	1	1	1	1
そば（生）	1.5玉/食	1.5	1.5	2	2	2
中華麺（生）	1玉/食	1	1	1.2	1.2	1.2
パスタ（干）	0.7束/食	0.7	0.7	0.7	0.8	1
うどん（干）	0.7束/食	0.7	0.7	0.7	0.8	1
そば（干）	0.7束/食	0.7	0.7	0.7	0.8	1

SAKURAメソッド4

野菜は、ジュースよりそのまま食べる

皆さんは、朝、野菜ジュースを飲むのは、お洒落で健康的というイメージをお持ちではないでしょうか？

けれども、糖尿病を予防する上では、この飲み方は、推奨できないのです。

野菜にももちろん、炭水化物は含まれています。しかし、白米やパン、麺類に比較すれば微々たるものであり、そこまで血糖値を考えなくても良いのです。しかし、食後の血糖値が１４０㎎／dℓを超えることを考慮すると、**固形で摂取するよりも液体で摂取する方が**歯を使って噛み砕かない分、胃にダイレクトに流れこむため、腸での糖の吸収スピードが速くなり、**結果的に血糖値の上昇につながりやすい**のです。

もちろん野菜を摂取することは確かに健康的ですし、続けていただきたい習慣です。しかし、歯でよくかんで摂取方法にもこだわっていただければ、より幸せなのです。

SAKURAメソッド5

食べる順番を変えるだけで血糖値は下がる。サラダは最初に！

サラダは食物線維の宝庫です。

食物線維には、血糖値を急激に上昇させない魔法があります。**食物繊維を先に摂取することで、食後の血糖値の上昇がゆるやかになるという魔法です。**

血糖値を急激に上昇させなければ、食後高血糖＝血糖スパイクが抑えられ、結果として血管ダメージは比較的低くなります。

また、血糖値を急激に上昇させないことで、そのタイミングで分泌されるインスリンを必要以上に駆使させないので肥満防止にもなりますし、将来的にインスリンを枯渇させなくするメリットもあるのです。

実際、外来の患者様に、野菜を先に摂取していただくことをアドバイスさせていただいたところ、食後の血糖値がほぼ20㎎／dℓ低下し、結果的にHbA1cは１・０％も低くなったのです。

先ほどお伝えしたように、野菜はそのままで、ジュースにせず、食事の最初に食べることから始めてください。

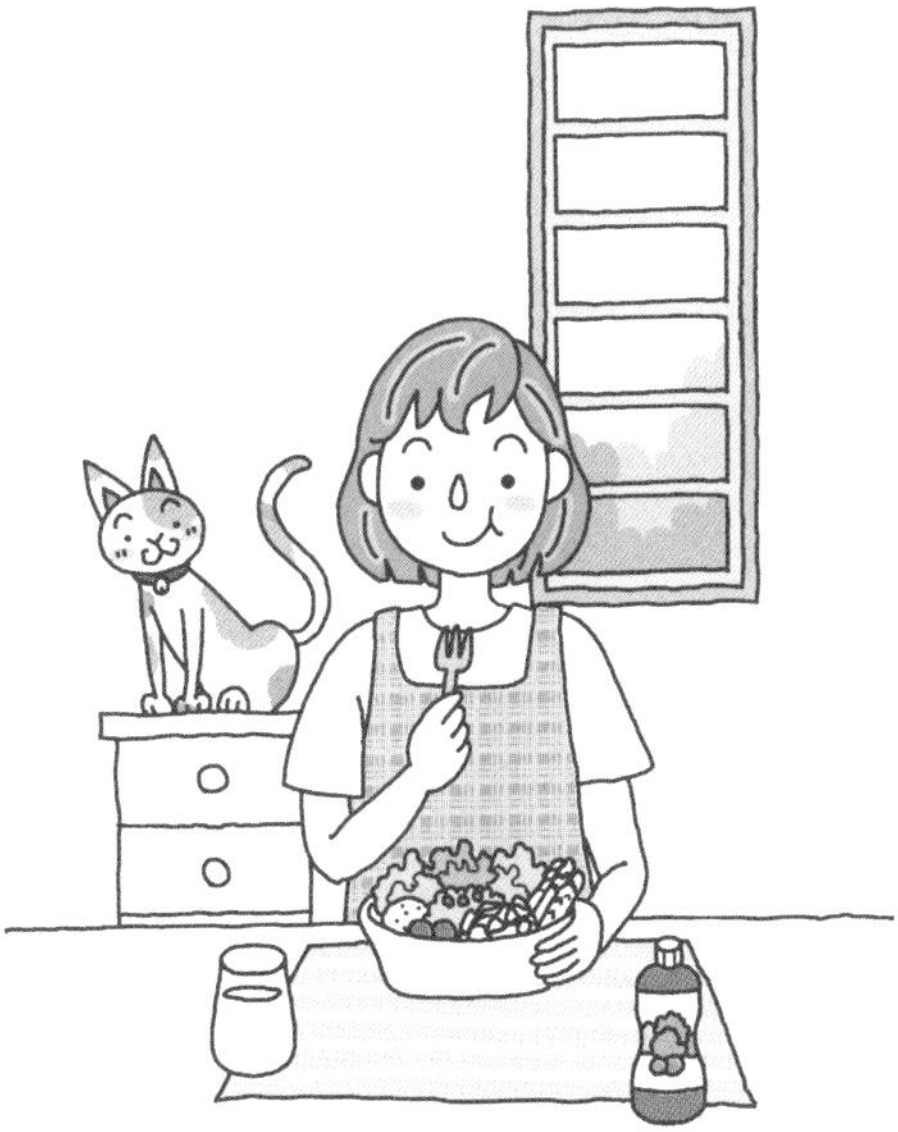

SAKURAメソッド6

ドレッシングよりも、ビネガーを上手に使おう

ここまでお話しさせていただいた食物線維と同様に、血糖スパイク（食後の血糖値の急上昇：１４０㎎／dℓ以上）を予防するのがビネガー＝お酢です。（日本臨床栄養学会雑誌 27:321-325.2006）

秘密は、お酢の成分である**「酢酸」**です。**酢酸には、血糖値と血圧を下げてくれる他に、内臓脂肪を減らす効果がもともとあります。**サラダのドレッシングとして、一緒にビネガーを使用すれば、さらに食後血糖値の上昇が抑えられる心強いアイテムなのです。

みなさんは、お酢には、「醸造酢」と「合成酢」があることをご存知でしょうか。醸造酢とは、「酢酸菌」という微生物の働きを利用して、米や麦、果物等を発酵させて造るものです。

「合成酢」というのは、酢酸を水で薄めて人工甘味料や酸味料、化学調味料などの食品添加物を加えたものです。今回皆様にぜひご利用していただきたい酢が、**醸造酢**です。米酢や穀物酢、黒酢、バルサミコ酢などがこのカテゴリーに入ります。

サラダの上に、ドレッシング代わりにビネガーをかけて食べていただくものもよし、主菜にソース替わりにお酢を利用していただくのもありかと思います。お酢によって、より食後の血糖値の上昇が緩やかになり、さらには、塩の代わりに塩味としてお酢を調味料として使用することで、減塩効果も得られ、血圧も下がりやすくなり、かつ脂肪の吸収も緩やかになるために、結果的にコレステロール値も下がりやすく、かつ太りにくくなるのです。

ただ、お酢を直接ダイレクトに飲んだりすると、**「酸蝕歯《さんしょくし》（酸で歯が溶けてしまうこと）」**という現象を引き起こすことがありますので、直接ダイレクトに飲むというよりは、お食事のお供として、または調味料としてご利用いただくことをおすすめいたします。

１日15ｇ（大さじ１杯）を目安に、摂取していただければと思います。

SAKURAメソッド7

痩せたいのなら、夜の食事は20時まで！

肥満が原因で糖尿病予備群や糖尿病と診断されてしまった方の多くが、夜の食事量が1日の中で一番多かったり、または、夕食がすでに20時を過ぎていたりすることがしばしばだったり、しかもその夜の食事が1週間ほとんど外食であったりする方が大半を占めています。

朝や昼は日中の活動量が多いため、ある程度カロリーを摂取しても問題はないのですが、夕食後は、あとは眠るだけなので、たくさんのカロリーは必要ありません。

それに夜は、日中のお仕事の疲れもあるため、たくさん食べて、そのまま寝落ちされてしまう方もいらっしゃるのではないでしょうか？

今から約8年前、どうしても痩せたいと外来においでになり、見事に体重の減量に成功された患者様が自ら教えてくださったのが、この20時までに食べきるという法則でした。

実際に、この方を筆頭にこのセオリーを実行されて、あれよあれよと体重を落とすことに成功された方は非常に多く、結果的にSAKURAメソッドの一つとして語らせていただくこととなりました。

このメソッドによる体重減量のメカニズムはこうです。

食べる時間を早くしたことによって、その後に動く時間が物理的に増え（家事や育児など）消費カロリーが増えて、結果的に体重減量につながるのです。

前述させていただいてきましたとおり、摂取したカロリーは、一旦肝臓へ集合し、エネルギーとして使ってあげないと、脂肪に置き換わってしまいます。

その原理を活かして、食べたものを寝る時間までに、ある程度消費してあげられるように時間を長く設定したことで、体重を落とすことが可能になるのです。

そして、体が徐々に軽くなっていけば、体重計に毎朝乗ることが楽しみとなり、どんどん減量が進んでいくはずです。

そこまでできてしまえば、もう私の出る幕はなくなり、もののも見事に、みなさん自信満々に診察室に入ってこられるようになるのです。

このように、**夜の食事を早く始めるというたった一つの魔法によって、劇的に糖尿病予備群または糖尿病とは無縁になることも可能**なのです。

他にも体重を減らせば、高脂血症や高血圧、高尿酸血症などの生活習慣病も簡単に改善させることができます。

いかがでしょうか？

1日の時間は限られており、それは誰しも共通です。

ただ、その時間の使い方一つで今後の健康寿命が左右されると思ったら、試してみる価値はあるのではないでしょうか。

SAKURAメソッド8

陥りがちな罠は、炭水化物×２

ラーメン屋さんやお蕎麦屋さんに入ると、麺×ご飯のダブル炭水化物セットという定食メニューや麺×パンの洋食セットを見かけることがあります。

麺もパンもご飯も炭水化物で、本来であればどちらかだけで、適切な炭水化物量は摂取できるはずです。特に、麺類はおつゆも飲みますので、塩分を過剰に摂取すれば、むくんで体重は増加します。

そして、炭水化物量も倍量になれば、さらに体重は増加していくのです。

やっていただきたいのは、**主食をご飯、パン、麺類の一つに絞って適切な量を摂取し満足する**ということです。

SAKURAメソッド9

油は、何をどう摂るかで全てが変わる

油は栄養素的には脂質にあたります。

先ほどもお伝えしましたが、カロリーとは、炭水化物＋脂質＋タンパク質の３大栄養素をまとめたものを言います。炭水化物だけではありません。

そして、この３大栄養素の中で一番カロリーが多いのが「脂質」になります。目分量として、炭水化物＝４kcal／１g、脂質＝９kcal／１g、蛋白質＝４kcal／１gと覚えておくといいでしょう。

つまり、脂質を多くとればとるほど総摂取カロリーは多くなりやすく、消費カロリーが追い付かなければ太りやすくなります。

油は慎重に摂取しなければならない、最も太りやすい栄養素なのです。

ところで、油と聞いてみなさんがパッと思いつくのは、実際に調理で使用する調理油だと思いますが、実は、お菓子にも「油脂」といって液状または固形の油脂（あぶら）が多く含まれています。

油脂は、お菓子を作るときに生地をしっとり滑らかにしたり、伸展性やさっくり食感をだしたり、また劣化を防ぐためには欠かせない存在です。

固形油脂の代表格は、バターやマーガリン、ラードやショートニングといった、中性脂肪を上げやすい油脂です。３時のおやつに、これらの固形油脂たっぷりのお菓子類を摂取する生活を送っていると、結果的に太りやすくなってしまうのです。

では調理する時に使用するのはどの油が良いのかという質問がよくありますが、**種類も大切ですが量も大切に**してください。

良い油でも過剰に摂取してしまえば食事の総カロリーを相対的に増加させ、太りやすくなります。目安としては、できれば1日約大さじ1・5杯（1日約20g）までに抑えていただけると良いかと思います。

油の種類

□飽和脂肪酸

動物性脂肪・熱帯果実油(パーム油・ココナッツ油)

□トランス脂肪酸

(工業的な水素添加によって、液状の不飽和脂肪酸を固形の飽和脂肪酸に変換する際に生じる)マーガリン・ピーナッツバター・マヨネーズ・ファーストフード

□不飽和脂肪酸

◯一価不飽和脂肪酸

動物性脂肪・オリーブ油・キャノーラ油

◯多価不飽和脂肪酸

・n-6系:大豆油・コーン油・サンフラワー油

・n-3系:えごま油・しそ油・亜麻仁油・EPA・DHA・DPA
※できるだけ摂っていただきたい油です

SAKURAメソッド10

糖質ゼロ食品に騙されるな

皆さんは、「糖質０」と明記された商品を口にされたことはないでしょうか？

糖質０であれば太りにくいんだろうな、血糖値も上がらなそうだから糖尿病になりにくいのよね、というイメージで飲まれている方もいらっしゃるのではないでしょうか。

実は、商品に**「糖質０」と記載があるからといって、炭水化物量が全くのゼロではない事実**をご存知でしょうか。

食品１００ｇまたは飲料１００㎖に含まれる糖質が０・５ｇ未満であれば、健康増進法に基づく栄養表示基準制度のルールで「オフ」や「カット」、「低」を意味する言葉をつけてよいことになっているのです。

つまり、ペットボトル５００㎖であれば、２・５ｇ未満の糖質が含まれてはいるが、

「糖質０」と記載してもよい、ということになるのです。

こんな経験があります。

８月の夏の暑い日でした。50歳代の糖尿病の男性患者さんがいらっしゃいました。あまりにも暑くて清涼飲料水を仕事の外回り中にちょこちょこ飲み続け、気付けば１日10本になっていたそうです。そして、ある日、帰宅してからまもなくして意識がもうろうとして倒れ、救急車で搬送されました。

来院された時の血糖値は６５０㎎／dℓ（正常血糖値：70～１４０㎎／dℓ）。夏の炎天下と高血糖によって、かなり脱水状態になっていました。

意識が戻られたところで問診をすると、「糖質０と記載があったので、大丈夫かなと思って、普段よりも大量の清涼飲料水を飲んでしまいました。」と話されたのです。

もちろん清涼飲料水の問題だけではなく、食事内容も検討しなければなりませんが、このエピソードからもお分かりいただけるように、糖質０と記載されている清涼飲料水を飲みすぎることでも、糖尿病を発症または悪くさせてしまうことがあるのです。

そして、心配なのは大人だけではありません。小学校の尿検査で診断される成長期のお子さんの中にも、毎日１ℓの牛乳パックを５本飲み続けたことがきっかけで、結果的に糖尿病と診断された例があります。

たしかに、成長期に牛乳を飲むということは間違っていませんし、大方のお子さんが飲まれると思います。しかし、牛乳もまたジュースと同様に、水やお茶と違って、糖質を含む飲み物なのです。それをガバガバと食事時間以外に飲んでしまえば、間食と同様の扱いになり、結果的に血糖値は上昇しやすくなります。

つまり、糖質を含む液体をダイレクトに飲み続けると、固形物よりも体内への糖の吸収スピードが上がるので、より糖尿病になりやすくなるのです。

決して、清涼飲料水や牛乳が悪いとは言っていませんし、糖質０商品も否定するものではありません。食事と食事の間に飲めば間食になりますので、**食事と一緒に**（副菜として）飲んでいただくことと、**飲むとしても１日３００〜５００㎖まで**とし、大量に飲みすぎないようにすることを意識していただきたいのです。

SAKURAメソッド11

食べたいおやつは3時ではなく、ランチのデザートに食べましょう

おやつの時間を楽しみにしている方は多いと思います。

ご自身は好んでいなくても、周囲の環境におやつの時間があれば加わらないわけにはいかず、間食は仕方なくという方もいらっしゃるかと思います。

保育園や幼稚園にはおやつの時間があります。これは成長期の子供たちの成長を補佐するための大切な時間です。しかし、成長しきった我々大人たちにとっては誘惑でしかないのです。

結論として、しっかり、昼食を食べて、夕食までしっかりエネルギーを使って仕事をして、夜の8時までに夕食を済ませる。このシンプルな食事の仕方がとっても大切であって、間食をすることは、糖尿病予備群の方や現在糖尿病の方には、残念ながら

おすすめできません。

ただ、人間ですから、どうしても甘いものが食べたい時はあるはずですし、食べなければならないシチュエーションもあると思います。

その際は、ぜひ、お昼から夕食までの時間がたっぷりある、**消費エネルギーを使う時間帯に、副々菜として**美味しい甘味処をほどほどに摂取してください。そして、低ＧＩ食品リストをぜひご活用ください。

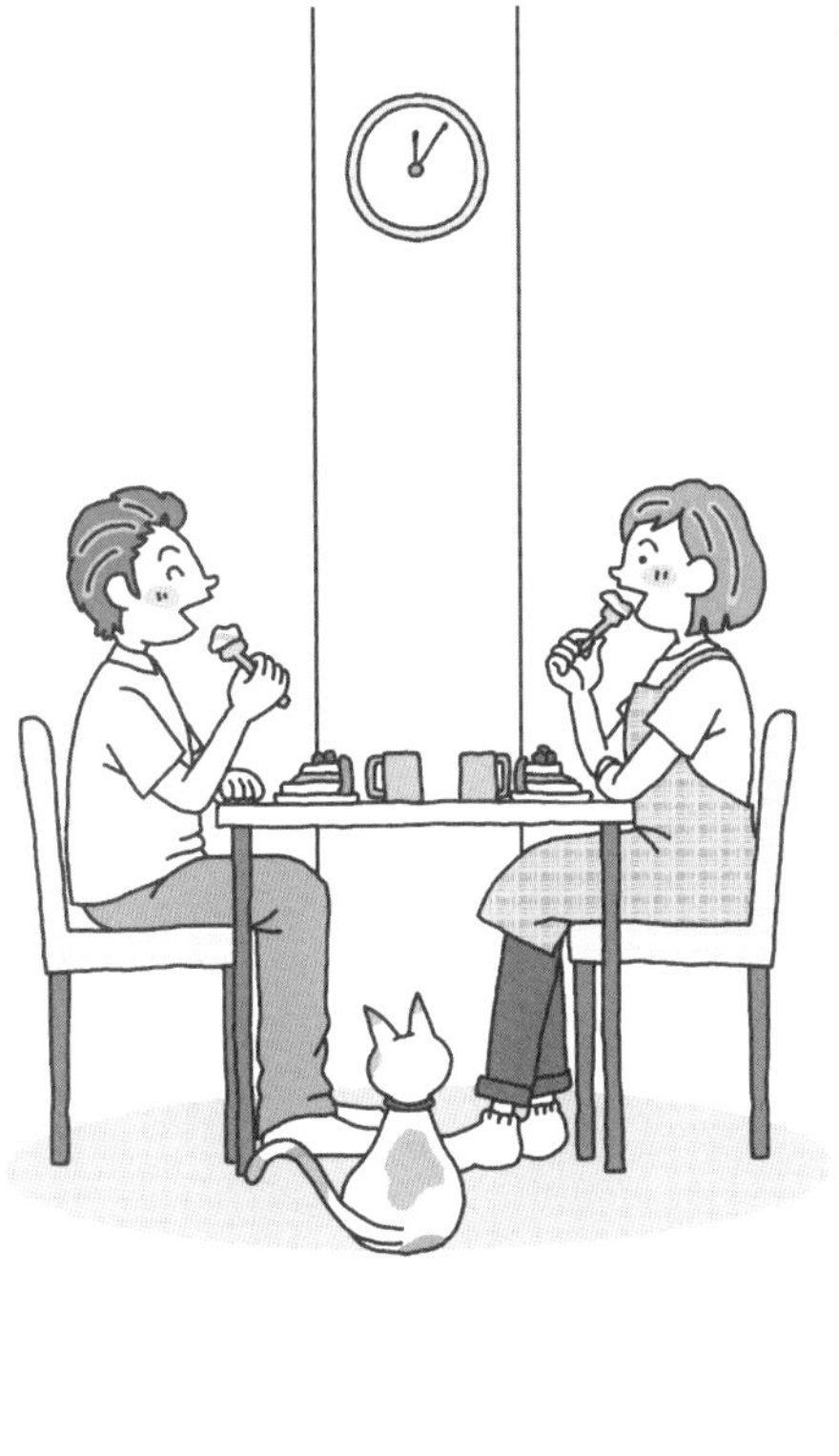

SAKURAメソッド12

自分へのご褒美外食は、セレクトすればOK

毎日外食という患者様がいらっしゃいました。

多忙だと、自炊することも難しいご時世だと思います。

ただ、毎日夕食にラーメン、中華、天丼、ステーキなどの夕食を楽しまれていると、いつの間にかに体重が増えていきますよね。ディナータイムは楽しんでいただきたいとは思います。ただ忘れていただきたくないのは、朝食はさておき、**昼食と夕食の主菜を「同じにしない」**ということです。

例えば、昼のランチでがっつりハンバーグを食べたのに、夕食がステーキだったりすれば、当然太りますよね。昼のランチで天丼だったのに、夕食も天ぷら。揚げ物が1日のうちで2回。これもまた、太る原因になることはお分かりいただけるかと思います。

どうしても、手っ取り早くて安く食べたい御飯。街中にいれば魚定食がどのお店にもあるわけではないですし、短いディナータイムですから、やっぱりお肉になってしまう方は多いはずです。

昼のランチでお肉だったから、夕食は魚にするとか、そのまた逆もありにしていただきたいのです。**1日の食事のコーディネートを考えてから、昼のランチを選択する**という繊細さが、夕食選びにセーブをかけるのです。

そして、夜は毎日ラーメンの方、要注意です。

外食が多い方は、油だけでなく一緒に塩分を過剰に摂取している可能性が高いのです。コンビニ食も同様です。外食や中食やコンビニ食は比較的味が濃く仕上がっているることが多いからです。塩分摂取量が多ければ、むくんでしまい、体重の増加を手伝ってしまうことになりかねません。

私の経験では、**外食が多い方に肥満者が多い傾向**があります。理由は、特にカロリーの多い油と塩分の量。それらをふまえて比較的繊細に主菜をセレクトすることが、肥満から解放される第一歩になるのです。

SAKURAメソッド13

1日3食で、血糖曲線を緩やかウェーブに！

ご自身で今週はダイエット週間と決めて、昼食や夕食を抜いたりして、1日2食だったり、1食だったりにする方も多いと思います。

しかし、意外に痩せなかった、疲労やストレスが溜まって3日で止めてしまった！　1年前にやって一時的に痩せたけど、また結局リバウンドしてしまった。なんて声が多いのです。

食事を抜くということは、精神的にも肉体的にもストレスが加わります。そもそもお腹が空くということは、血糖値が下がっているサインなわけですから、朝食を食べて血糖値を上げて下げる、そしてまた昼食を食べて血糖値を上げて下げて、そして、夕食を食べて血糖値を上げて下げて寝るという生活スタイルこそが、望ましいライフスタイルです。

○１日３回決まった時に食事をとった時の血糖値の変化

１日３回規則的に食べれば血糖値は安定します。

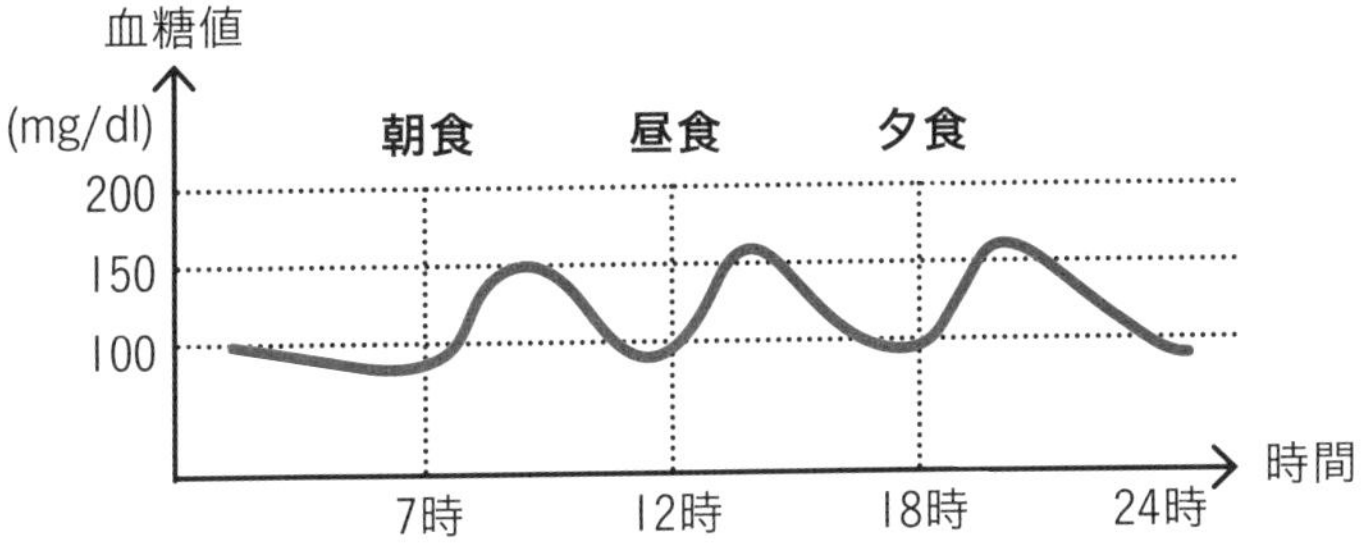

○１日２回しか食事をとらなかった時の血糖値の変化

朝食抜きの場合、昼食前には激減し
昼食後と夕食後に急激に血糖値が上がります。

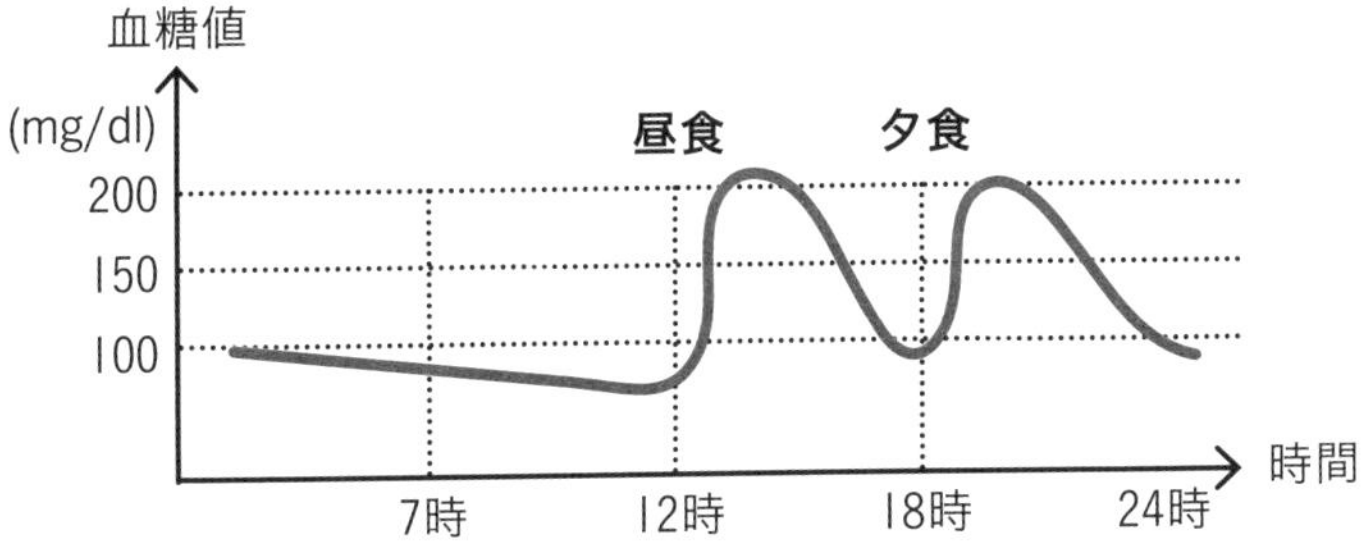

出典
日本医師会 HP より

しかし、朝食や昼食を抜いて、夕食時に爆食いすれば、身体は待ってましたとばかりに血糖値を勢いよく吸収しますし、ご本人も一口で摂取する食事量が多くなったり、無意識に早食いになり、血糖値はさらに上昇しやすくなってしまいます。

何事にもバランスが大切なように、**1日の血糖値にもバランスの良い波があるのです。**

ＳＡＫＵＲＡメソッド14

出汁とスパイスは減塩の味方

最近はますます減塩調味料商品が増えています。

けれども、**厚生労働省の推奨している塩分は、成人男性では1日8g、成人女性では1日7gですが、**日本人の塩分平均摂取量は成人男性で１日11・１g、成人女性１日９・４gとその基準を上回っているのが現状です。

特に、味噌汁をおふくろの味としているこの日本では、味噌汁を毎日２杯以上召し上がらないと気が済まないという方もいらっしゃるでしょう。

もちろん、減塩しすぎると、免疫力が低下しやすくなり、結果的に何かしらの感染症にかかりやすくなることもあるため、ほどほどの塩分はとても大切です。けれども、過剰に摂取すれば高血圧を招き、心筋梗塞や脳梗塞率を発症しやすくなります。

糖尿病の患者様は、特に塩分感知センサーが壊れやすく、正常な方に比較して血圧が高くなりやすく、結果として腎不全となり、透析を余儀なくされやすいという恐ろしい状況にあるため、血糖値だけではなく、ぜひとも血圧にも着目していただきたいのです。

例えばですが、よくお勧めさせていただくのですが、**味噌汁を作る時には、だしをしっかりとり、お味噌の量を減らす**のです。するとそれだけでしっかり減塩できます。ご家庭でラーメンなどの麺料理を作るなら、スープやおつゆの出汁を上手にとることで、むくみを防止することができるのです。

そして、しばしば聞かれるのが、サラダのドレッシングや主菜の味付けはどうしたらよいでしょうか？　というご質問です。

サラダドレッシングもここ最近、減塩シリーズが販売されてきています。もちろん、そのようなドレッシングを利用していただくことも一つかと思いますが、酸味を出したいのであればレモン汁をタラっとかけるのもありですし、バルサミコ酢などのビネガーなどを使用することでも減塩効果は生まれやすいとお答えしています。
また、主菜に使う味付けはレシピによって様々かとは思いますが、何種類かお好きなスパイスなどを上手に使うことも減塩になるかと思います。

このように、**お塩の代替品として、レモンや酸味のある食材やお酢やスパイスを上手に使う**ことも、減塩ライフを楽しむコツなのです。

SAKURAメソッド15

ちゃんと選べばコンビニ食でもOK

普段から自炊を心がけていらっしゃる方でも、帰宅が遅くなったときなどに、夕食を作る体力や気分が無い時もありますよね。一人でレストランに入るのもイマイチだという日は、ついコンビニに寄ってしまうかと思います。

そんな時は、何を考えてセレクトすれば満足のいく食事になるのかを考えていただきたいのです。

そして思い出していただきたいのが、**「一汁三菜のワンプレート盆」**です。頭の中にこれがあるだけで、何を購入していけば良いのかイメージが湧くはずです。

主食　**白飯orおにぎりorパンorパスタorそばorうどん**

汁　**味噌汁カップorスープカップ**

主菜　　お惣菜単品商品（肉or魚or卵or大豆）
副菜　　サラダ類各種なんでも
副々菜　ジュースor酒orカット果物or甘味処

この様な選び方をしていただければ、たとえコンビニ食でも、満足して食べていただけるのではないかと考えます。

しかし、コンビニ食は味付けが濃く（＝塩分が多い）仕上げてあることもあり、味の濃そうなアイテムには十分注意しながら選んでいただきたいです。

SAKURAメソッド16

寝酒はNG、食事と一緒に1合までならOK

血糖値がなかなか下がらないと嘆く方とお話をしていると、「寝酒以外に楽しみがないからさ」という声が多々あります。

お仕事が軌道に乗り、お子様が大きくなれば、一番の楽しみが寝酒という方も少なくないかと思います。とってもよく分かります。

ただ、身体の側からしてみれば、それは決して楽しいことではないのです。むしろやめてほしいという気持ちで一杯なのです。

思い出してください。血糖値の流れは1日3回の山を綺麗につくることでしたね。しかし、この糖の流れに寝酒が入ってしまうと、1日4回の山をつくってしまうことになるのです。

お酒は大きく3種類に分けることができます。

・醸造酒：原料をそのまま、もしくは、原料を糖化させたものを発酵させた酒。
　ワイン・紹興酒・ビール・発泡酒・日本酒
・蒸留酒：醸造酒を蒸留してつくった酒。
　焼酎・ブランデー・ウィスキー・ウオツカ・泡盛
・混成酒：醸造酒や蒸留酒を原料に、果実・薬草・ハーブ・香辛料・甘味料・香料などの成分を配合した酒。
　梅酒・カクテル・缶チューハイ・薬酒

皆さんは、普段どんなお酒を飲まれているでしょうか？

実は、皆さんは、お酒そのものにもカロリーがあることをご存知でしょうか？

お酒そのものにも1g＝約7kcalの、エンプテイカロリーというカロリーがあります。

エンプテイーカロリーとは、その名の通り、お酒そのものには、身体に役に立つような栄養がないという意味でそう言われているのですが、実際には、お酒を摂取すれ

ばするほど、体重が増加するということが実証されているのです。
どういうことかと言いますと、アルコールは摂取された後、腸で吸収されるとその後肝臓で分解されます。その分解産物が「酢酸」です。小学校の理科の実験で少し聞き覚えがあるかと思います。

みなさん、お酒を飲むと身体がポカポカしてきたことはないでしょうか？　この正体が酢酸です。エネルギーとなって身体をポカポカと温めているのです。

そして、この分解産物である**酢酸そのものが、脂肪をつくるための資源になり、肥満となる結果をつくりだす**のです。

そしてまた、この酢酸が身体のエネルギーとして利用されることによって、本来、身体のエネルギー源として利用されるはずであった脂肪の分解力を低下させてしまうのです。すると結果的に、お酒を飲み過ぎれば脂肪が蓄積され、肥満になりやすくなるというわけなのです。

このように、お酒そのものにもカロリーがあるため、お酒の飲み過ぎ自体にも、そして、それを寝酒にしてしまうことでも、肥満は助長され、結果的に糖尿病になってしまうことがあるのです。

実際には、醸造酒、蒸留酒、混成酒の中で、カロリーが一番高いお酒はどれかと言うと、**実は蒸留酒です**。ただし、**蒸留酒の炭水化物は0**であり、かつ、前述させていただいた**GI値が、他のお酒の種類に比較して一番低い**ことが分かっています。

そうです、蒸留酒はお酒自体のカロリーは高いけれども、炭水化物とGI値が低いことから、糖尿病に対しては他のお酒に比較して優しいということはできるかもしれません。だからといって、飲みすぎてしまえば肥満となり、結果的に、糖尿病を発症・悪化させてしまうこともあるのです。

一方で、醸造酒や混成酒は、蒸留酒と比較して、カロリーは少ないですが炭水化物が含まれています。それゆえに、寝酒にすれば、間食と同じです。

寝酒をすれば、寝ている間に血糖値が上昇し、朝の血糖値は正常値（70〜110㎎／dℓ）を超えやすくなりますし、脂肪の分解も抑制されてしまいますので、肥満にもなりやすいのです。

一番いいお酒の飲み方は、蒸留酒でかつコップ1杯（1合＝180㎖）程度であり、寝酒にしないということです。

100ml あたり	カロリー(kcal)	炭水化物(g)	脂質(g)	蛋白質(g)	GＩ値
焼酎(甲)	206	0	0	0	30
ワイン(赤)	73	1.5	微量	0.2	32
ビール(淡)	40	3.1	0	0.3	34
日本酒	104	3.6	0	0.3	35
梅酒	156	20.7	微量	0.1	53

蒸留酒　甲と乙では甲の方がカロリーは高い。

醸造酒　ワインは白と赤とロゼでは、カロリーも糖質もロゼが高い。白が一番糖質が少ない。

SAKURAメソッド17

毎日同じ時間に体重計へGO！

1日1回は体重計に乗る時間を確保されているでしょうか？

ご自身の外見を数字にして「見える化」させることが、ダイエットに実は一番効果があるのです。体重計に乗るというシンプルな習慣の積み重ねが、とっても大切なのです。

体重計に乗るのが怖いという恐怖心があるうちは、まだ火がつきにくいでしょう。しかし、この習慣が楽しくなってきたとき、人生の楽しみが倍増しているはずなのです。

医師から言われたご自身の適正体重はどれくらいでしょうか？　今は、ほど遠いかもしれません。でも、1カ月1kgずつでも減量していけば、たとえ適正体重と今現在に30kgも差があったとしても、30カ月後には、夢のスレンダーボディーを手に入れることができるのです。

あきらめずに、粘り強く、トライされてみてください。

ご自身で毎日の体重をスマホに入力してグラフにして見える化しておられる患者様もいらっしゃいますし、毎日ノートに朝の体重を記録している方もおられます。

どんな方法でもいいので、ご自身の体重を自ら知り、なぜ体重が増えたのかを毎日吟味しながら、体重計に乗ることが楽しみになってくれれば、もうこっちのものです。

まずは明日から始めてみてください。

SAKURAメソッド18

最初は、ちょっと汗かく1日4000歩。最終目標は1日1万歩

外来の患者様で、「糖尿病」と診断されたのをきっかけに、毎日運動を始められる患者様が多くいらっしゃいます。

けれども、約半数の方が、1年後に運動をやめられてしまいます。特に30歳〜50歳代の方がやめる確率が高いです。

背景には、お仕事やお付き合いなど、物理的に運動時間が取れなくなっていくことがあると考えられます。もちろん、飽きてしまった、嫌になってしまったという方も多くいらっしゃるのも事実です。

なので、運動を始められると意気込まれる患者様にお伝えさせていただいているこ

とは、「がんばりすぎないこと」です。テンションを同じにして1日おきで続けられることをやりましょうとお伝えしています。

運動には、有酸素運動と無酸素運動、そして、レジスタンス運動という種類の運動があります。

有酸素運動とは、十分な呼吸を確保しながらできる運動で、屋外ではウォーキング・ジョギング・ランニング・サイクリングなど、屋内ではエアロビクスなど、その他、プールでの水泳やアクアビクスなどという水中トレーニングが挙げられます。

脂肪や糖質を呼吸によって取り入れた酸素によって消費させることで、脂肪燃焼効果の得られる規則的な繰り返しのある軽い運動のことを言います。

一方、無酸素運動とは十分な呼吸を確保せずに行う運動で、100mや400m競走や中距離走などが挙げられます。短時間で行う強度の高い運動で、脂肪や糖質ではなく、グルコースが消費分解され、結果的に乳酸が生成されます。

乳酸は疲労物質なので、無酸素運動をハードに行えば短時間で疲労が蓄積されやすくなります。そこで誕生したのが、3つめの運動であるレジスタンス運動です。

レジスタンス＝抵抗という意味の通りに、筋肉に抵抗をかける動作を繰り返し行う運動で、スクワットや腕立て伏せ、ダンベル体操などが挙げられます。

対象とする筋肉に負荷を集中する運動なので、筋肉に十分な回復時間をかける必要があり、**2〜3日に1度がおすすめです。**

しかし、無酸素運動とは異なり、有酸素運動の強度を徐々にあげた強度の運動でもあるので、**脂肪燃焼効果としてオススメしているのが、有酸素運動とレジスタンス運動の組み合わせです。**

と言うと尻込みされる方が多いのですが、おすすめは、通勤時間のちょっと汗をジワっと汗をかくぐらいの早歩きと、自宅で行える筋トレなどです。

有酸素運動には脂肪を燃焼させる効果があり、レジスタンス運動には、基礎代謝を上げる効果があるからです。

どうしても体重を落としたい方は、食事の後に、これらの運動を約20〜30分ほど、**かつ、1日おきにするのが効果的です。**

米国糖尿病学会として推奨されている運動効果も1日おきの有酸素運動と週2回以

上のレジスタンス運動なのです。毎日する必要はありません。そして、有酸素運動の歩行歩数は1日4000歩からで十分なのです。

体重1kgを減らすには、約7500kcalの消費カロリーが必要です。目安として、次の数字を覚えておくと良いでしょう。

100kcal消費させるための運動の種類と時間

- 水泳（クロール）：約5分
- ジョギング：約10分
- 自転車：約20分
- 歩行：約25分
- ラジオ体操：約30分

SAKURAメソッド19

妊娠前に糖尿病予備群と診断された妊活ママへ

最近は、妊娠前に妊活をきちんとされる方が増えてきています。

一方で、そろそろ妊娠をしたいと思ったら、健康診断で糖尿病予備群ですと言われました。どうしらよいでしょうか？　と駆け込まれる方も増えているのです。

未だ原因は明らかではありませんが、糖尿病は不妊の原因になりえます。

赤ちゃんを迎え入れるためには、まずは、あなた自身の体の点検から始めてみましょう。

妊娠前の食生活と肥満に伴う血糖値の上昇原因と対策は次のとおりです。

①適性体重を越えていることによるものであれば、体重の減量と食事指導を受ける。
②最近、間食が多かったのであれば間食を控える。

中には、精査の結果、インスリン分泌能力（低い or 遅い）に問題がある方もいらっしゃるでしょう。その場合は、妊娠後に妊娠糖尿病になる可能性が高いので糖尿病専門医に相談してください。

最近は、ブライダルチェックとして妊娠可能かどうかの精査をしてくれるクリニックも増えてきています。様々な手段で、まずは血液検査をしていただき、現在ご自身が糖尿病であるかどうかを確認してください。妊娠すると糖尿病になる可能性がある値なのかを確認することも大切ですし、数値がわかると対策も立てやすくなります。

まずは、検査から始めてみましょう。

ＳＡＫＵＲＡメソッド20

妊娠中に糖尿病になったら？

「妊娠前は糖尿病と診断されなかったのに、妊娠中にホルモンの関係で血糖値が高くなってしまう方」を「妊娠糖尿病」と呼びます。私もこれに罹患しました。

妊娠すると赤ちゃんのために胎盤が作られますが、その過程で胎盤ホルモンから分泌されるホルモンによってインスリンが効きづらくなってしまうのです。

そのため、家系的（遺伝的）に元々インスリン分泌能力が低い方はなりやすいのです。

血糖スパイクを予防しつつ血糖管理をする方法として、炭水化物であるご飯を6回に分けて血糖値の上昇を抑えて食べる方法もありますが、ママにも赤ちゃんにも十分な栄養が必要となるため、基本的な治療方法はしっかりと3食食べながら、食事前にインスリンを打つ治療法になります。

［非肥満妊婦の場合］

1日の摂取カロリー＝{(身長〈m〉)^2×22}×30kcalに次の付加量をプラスする。

・妊娠初期(16週未満)：+50kcal

・妊娠中期(16〜28週未満)：+250kcal

・妊娠後期(28週〜)：+450kcal

［肥満妊婦の場合］

1日の摂取カロリー＝{(身長〈m〉)^2×22}×30kcalを基準として、エネルギープラスはしない。

基本的に経口血糖降下薬は赤ちゃんへの安全性の観点から投与困難なため、現段階では、赤ちゃんの成長に影響を及ぼさないインスリン注射が基本的治療になります。

妊娠中は、赤ちゃんに栄養をいきわたらせるために、しっかり栄養をとってそれなりのカロリーをとらなければ発育が遅延してしまいますので、ご自身にとって、どれくらいのカロリーが妊娠時期に必要なのかを医師に計算してもらい、ご自宅で摂取していただきます。

SAKURAメソッド21

ジムに行かなくても治せます

糖尿病予備群や糖尿病が原因で肥満な方に、「一体どこのジムに行ったらよいですか？」とか「どこのエクササイズスタジオがおすすめですか？」と質問されることがあります。

もちろん、ジムに通って汗を流し、脂肪を燃焼させることを否定しませんし、それが、ご自身にとって一番の太りにくい方法であるのであれば、ぜひ継続していただきたいです。けれども、ジムに行く前に必ずやっていただきたいのが、**「なぜ肥満になってしまったのか？」という根本的な原因をしっかり見つめ、適切な方法を選択すること**です。

というのも、肥満症と診断された方のほとんどが、消費カロリー以上にカロリーを摂っています。「ジムで運動したぞ！」と満足感に浸っても、帰宅してから必要以上なカロリーを摂取してしまえば、せっかくジムに行って運動しても一向に肥満は解消されません。

最も肥満症を解決する方法は、食べる量と食べ方のコントロール。そして、食後に動くことです。

継続できる肥満予防のライフスタイルを手に入れるためには、医療費をかけずに、楽しんで取り組んでいただくことだと思っています。

そのための鉄則です。

鉄則1：食べる量は一汁三菜に基づいて、主食量を一定化させる。
鉄則2：間食をしない。
鉄則3：どうしても食べたいものは、ほどほどに食事と一緒に摂取する。
鉄則4：食後はすぐに横にならずに動く（例：食器洗い・お風呂・掃除 etc）。
鉄則5：食事はできるだけ夜8時までに済ませる。
鉄則6：毎朝体重計にのる（理想体重＋2kgまでをキープする）

これらの鉄則がまず土台にあって、それでもご自身の力では難しいと判断された場合はここで初めてジムを利用していただきたいのです。

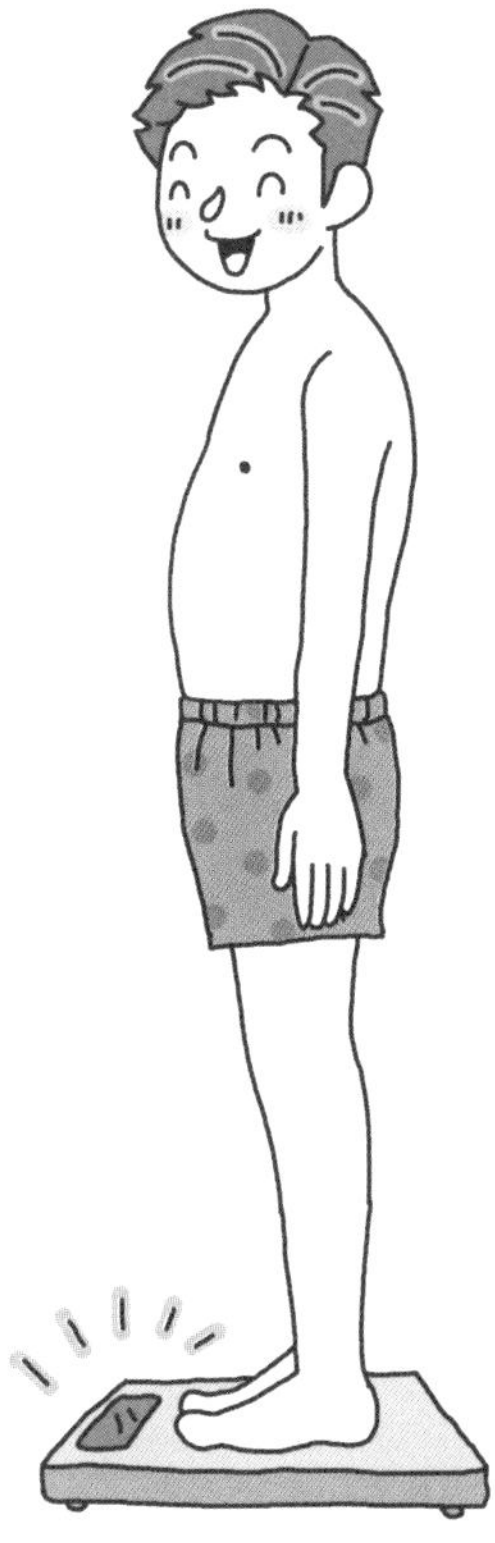

SAKURAメソッド22

子どもの食育担当者は、保護者です

栄養バランスを考えて献立を作ることはとても大切です。

特に、5大栄養素（炭水化物・たんぱく質・脂質・ビタミン・ミネラル）を摂取することは、健康を維持させるためには必要不可欠です。

お子様が口に入れる物は何もかも自分の手作りで食べさせたいとおっしゃるお母様が多くいらっしゃいます。ただ、**一番大切なのは、離乳食が終わり、大人と同じ普通食になる時期**です。この時期からこそママの本領を発揮していただきたいのです。

サラダや魚を食べない大人の方が多くいらっしゃいますが、子供達のお手本は身近な親です。幼少時からサラダを食べる習慣や魚を食べる習慣を家庭で持つことで、将来的に、健康診断で指摘されることのない食生活に自立した素敵な大人に育たれることでしょう。

グラタンやハンバーグなどの子供たちが大好きな食事を摂取させることが愛情ではありません。野菜や魚も一緒にバランス良く摂取できる一汁三菜プレートが、善き食育となり、さらに、子供たちが大人になって、さらに自分の子供たちへ「食」を伝えていっていただくこと。これこそが本来愛情と呼ばれるべき食育なのです。

だらだらとおやつを食べる習慣は、大人になれば間食習慣へと発展してしまう可能性があります。成長期に必要な3時のおやつは仕方ないでしょう。食事時もお菓子を食べたいのであればデザートとして食べさせることは良いでしょう。しかし、その時間以外でのお菓子の摂取は、歯にもよくありませんし、将来的な子供の食事の摂り方にも影響を与えてしまいます。

子供は、いつまでも子供ではありません。大人にならない子供はいません。そのいつかは大人になるお子さんを育てているのは、保護者です。今一度、「食育」を考えてみませんか？

SAKURAメソッド23

笑うと糖尿病は改善します！

２００３年から、**笑うと糖尿病が改善する**という論文が発表されるようになりました。（Diabetes Care.2003;26:1651-1652）

癌に対しては、笑うと癌細胞を殺すＮＫ細胞（ナチュラルキラー細胞）の活性化に伴って癌の進行が抑えられるという説を聞かれたことがあるかと思いますが、実は糖尿病に良かったという報告もあるのです。

この論文結果には、２型糖尿病患者さん19人が対象となり、退屈な講義を聞いた場合と漫才で大笑いした場合（いずれも40分）で、食後2時間の血糖値を比較したところ、大笑いした時の方が46㎎／dℓも血糖値の上昇幅が少なかったと記載されています。

それほどまでに、「笑う」という行為は、他にも抑うつを改善させるなど、あらゆる分野にとって良いのかもしれません。

皆さんも「1日1笑」を！

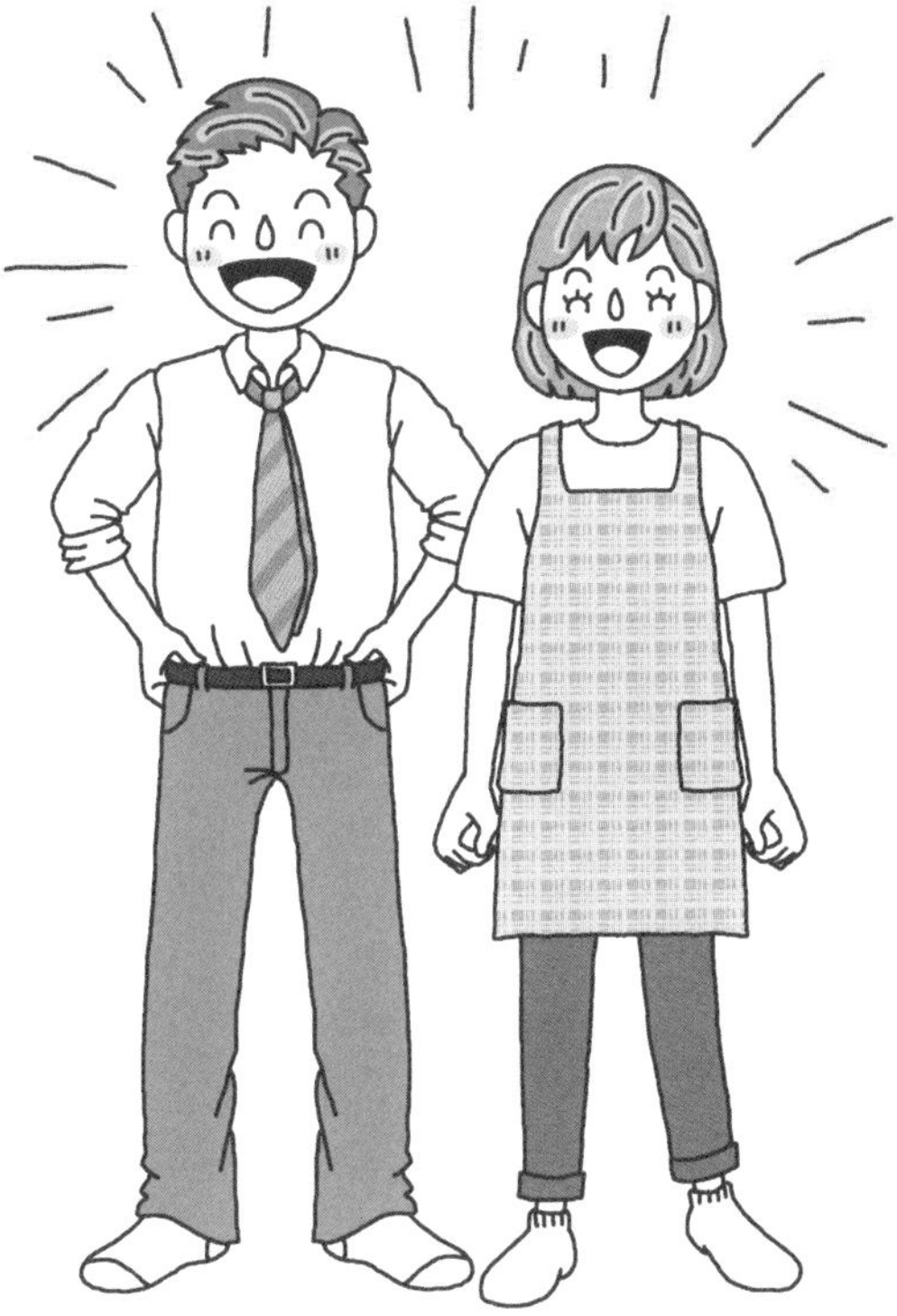

おわりに

「糖尿病は、薬を内服しているから、それでいいや」

これはとても、残念な一言です。

一人一人の価値観は大きく変えることはできないですし、様々な価値観があって良い時代となりました。

しかし、**ご自身のたった一つしかない命の価値は、本来尊ぶべきものなはずです。**

生きたくても生きられなかった方がたくさんいらっしゃることを忘れないでいただきたいのです。

人生はたった一回です。

あなたのやりたいことは何ですか？

あなたがやり残していることはなんですか？

あなたが、お子さんやお孫さんに伝えたいことはなんですか？

まだまだやりたいこと、伝えたいことが沢山あるはずです。糖尿病を悪化させて、その大切な時間を糖尿病通院治療だけに費やしていただきたくないのです。

私は、希望に満ちた方々のサポートをさせていただきたいと思っています。


まずは、健康診断の結果をもう一度見直されてみてください。


尿糖はでていませんでしたか？

体重は去年よりも増えていませんでしたか？

血圧は上がっていませんでしたか？

HbA1c は正常だけど去年より上がってきていませんか？

コレステロールや尿酸値は上がってきていませんか？


わずかな気づきが明日のあなたの人生を輝かせるのです。

まずは、ご自身の身体を大切に、労り、そして、次にご友人やご家族の健康を労ってさしあげてください。良き健康スパイラルは、かならず、人間関係も良好にするはずです。

現代では、糖尿病治療は年々変革しており、糖尿病は必ずしもインスリン治療でなくてはならないという感覚は薄れてきています。実際に、多くの経口血糖降下薬はもちろん、食欲の中枢である満腹中枢を抑制させてダイエット効果をうむ注射製剤も存在しています。

皆様のライフスタイルや願望に応じた**オーダーメイドな治療が可能**になってきているのも、事実なのです。ですので、病院に行けば、必ずインスリンを打たなくてはならないのではないかと思い、怖くて受診を避けている方もいらっしゃるかもしれませんが、そんな方にも必ず、その方に適した血糖値を下げる方法は何通りもあるはずなのです。

糖尿病が恐ろしい病気と取り沙汰されているのは、なんと言ってもなってしまってからでは遅いという点かと思います。だからこそ、病院に行くことを恐れないでいただき、そして、まずは、堂々と最初の一歩を踏みだしていただきたいのです。

そして、もちろん早期発見と治療も大切ですが、もっと大切なことは、予防をすることに興味をもっていただくことです。

5年後、10年後、そして、皆様のご家族にとりましても、たった1度の人生が今以上により輝いたものになりますように。そんなお手伝いをしたいと思っております。

今から4年前、私自身妊娠糖尿病になってからというもの、皆様に寄り添えるシンプルかつわかりやすい糖尿病の本を作りたいと心底思っておりました。そんな矢先、自由国民社の竹内尚志さんとの御縁がありました。私に価値を見いだしていただき、また、さらにはこの作品を出版させていただく機会ができましたのも竹内さんのおかげです。

そして、竹内さんとの御縁を運んでいただきました伊集院尚子さん、岩谷洋昌さん、宮本友紀さんにも心から感謝申しあげます。

そして最後に、この本を手にとっていただいた方々へ、最後までご愛読いただき本当にありがとうございました。

糖尿病専門医　櫻岡 怜子

櫻岡怜子（さくらおか・りょうこ）

獨協医科大学医学部卒業後、東京女子医科大学東医療センター／東京女子医科大学病院にて初期臨床研修。順天堂大学医学部附属順天堂医院　糖尿病・代謝内分泌内科糖尿病・代謝内分泌内科を経て、平成29年4月よりほつかクリニック院長。

[資格]

日本糖尿病学会　糖尿病専門医
日本内科学会　内科認定医
日本医師会　認定産業医
日本味育協会　食育実践プランナー
日本フードコーディネーター協会　フードコーディネーター

[所属学会]

日本内科学会
日本糖尿病学会
日本甲状腺学会
日本産業医学会
日本老年医学会
日本内分泌学会
日本糖尿病・妊娠学会
日本抗加齢学会

長崎県生まれ、栃木県育ち。

両親が歯科医師であったことから、虫歯予防という観点から幼少時より食育の大切さを学び医師を目指す。過酷な研修医生活を終了後生涯の仕事として、糖尿病内科専門医を選択し、順天堂大学医学部附属順天堂医院糖尿病・内分泌内科へ入局。月1000人の糖尿病患者の入院・外来患者さんの治療にあたる毎日を送る。そんな中で感じたことは、いかに糖尿病患者さんが糖尿病という病気を知らないか、また間違った糖尿病ケアをされているかということであった。

32歳の時、自身も妊娠中に妊娠糖尿病を経験。その妊娠を契機にさらに実感したことが、出産前の糖尿病ケアの重要性や糖尿病が原因で流産を繰り返すナイーブな問題と子供に遺伝する糖尿病の恐ろしさだった。また、妊娠と関連した糖尿病だけではなく、食を含めたライフスタイルを楽しみたい糖尿病患者さんが日ごろいかにストレスフルな食生活や運動生活を強いられているかにも共感。たとえ糖尿病であっても、おいしく食事を楽しみ、難しい運動療法を強いられなくても可能な運動を提供できたらと考え、本書を企画した。

現在は、日本人の糖尿病体質に一汁三菜に基づいた献立作り、主菜と副菜を中心に低GI食品選択、n－3系不飽和脂肪酸の選択がちょうど良いことを推奨し、守るべきことは守り、しかし、ゆるやかなカロリーバランスと適度な運動で心も体も満たされるライフスタイルを提供すべきであると考え、それを実践すべく患者さんと向き合う日々。定期的に講演会も行い、「誤解だらけの糖尿病ケア」に対して警鐘を鳴らしている。同時に、糖尿病合併症の一つであり、厳格な食事管理が必要になってしまう人工透析療法一歩手前の患者さんを救いたく、日比谷国際クリニックで糖尿病腎症重症化予防プログラムを立ち上げた。健康保険組合や民間サービスと連携し、適切な治療の提供の他、ライフスタイルのサポートまでを実施し、糖尿病腎症による人工透析患者を減らすべく活動している。また、この取り組みを広げ、医療費適正化に寄与すべく、2020年に一般社団法人ＬｉｆｅＭａｉｎｔコンソーシアムの理事に就任。けんぽ共同健診、一般社団法人東京都総合組合保健施設振興協会、健康保険組合連合会を通じ、健康保険組合向けにセミナーを行っている。

Special Thanks to:

企画協力　岩谷洋昌（H&S株式会社）

編集協力　伊集院尚子（株式会社STAR CREATIONS）

本文イラスト　あべゆきこ
株式会社 i and d company

専門医がゼロから教える

「糖尿病《とうにょうびょう》予備群《よびぐん》」と言《い》われたら最初《さいしょ》に読《よ》む本《ほん》

二〇二〇年（令和二年）九月二十六日　初版第一刷発行

著　者　櫻岡 怜子
発行者　伊藤 滋
発行所　株式会社自由国民社
東京都豊島区高田三―一〇―一一　〒一七一―〇〇三三
電話〇三―六二三三―〇七八一（代表）

造　本　ＪＫ
印刷所　大日本印刷株式会社
製本所　新風製本株式会社